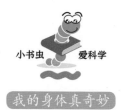

小书虫　爱科学

我的身体真奇妙

咕噜噜，肚子叫了
（消化）

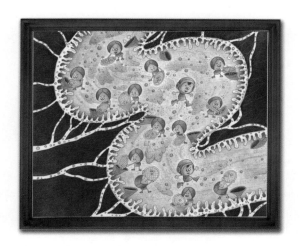

（韩）例宗化 文｜（韩）金太兰 绘｜杨越 译

青岛出版社
QINGDAO PUBLISHING HOUSE

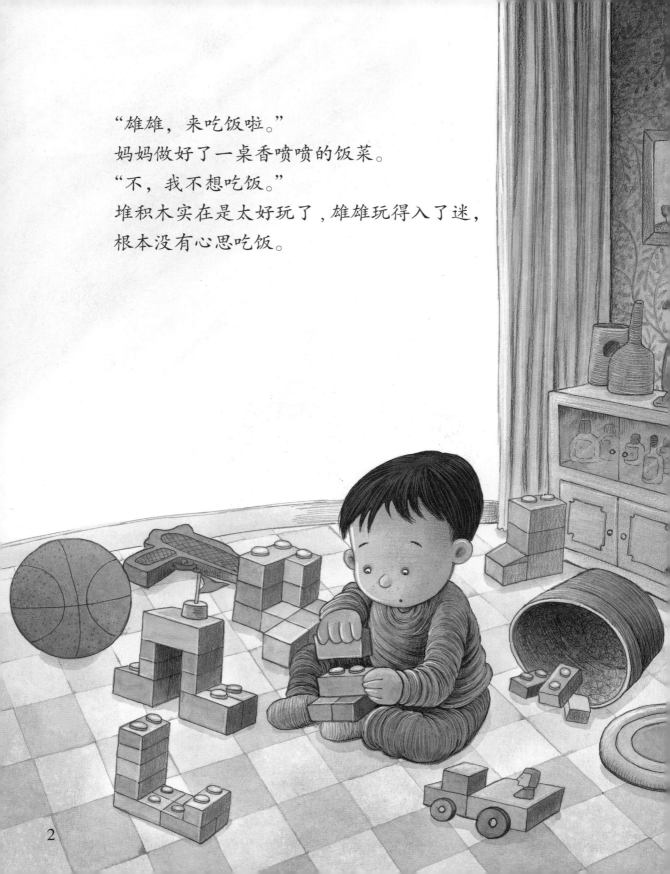

"雄雄，来吃饭啦。"
妈妈做好了一桌香喷喷的饭菜。
"不，我不想吃饭。"
堆积木实在是太好玩了，雄雄玩得入了迷，
根本没有心思吃饭。

2

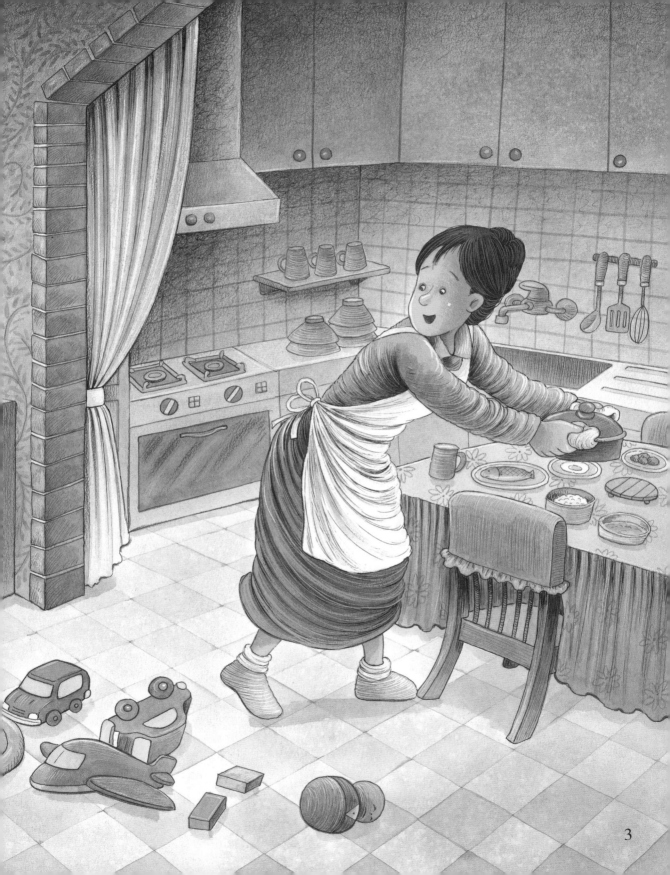

3

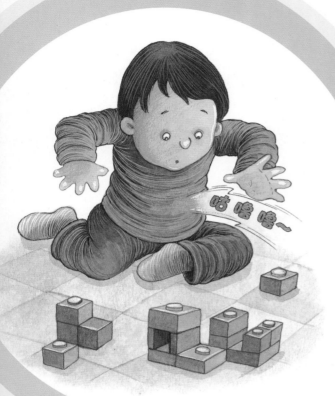

"咕噜噜……"过了一会儿，
雄雄的肚子就开始叫了。
"哎呦，好饿啊。"
肚子饿得瘪瘪的，
雄雄浑身没有力气，
什么都不想玩了。

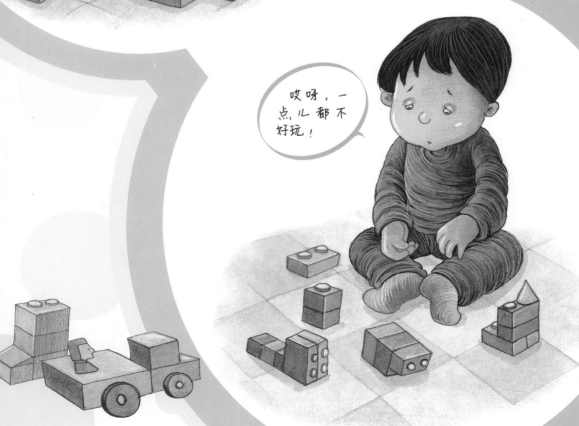

哎呀，一点儿都不好玩！

4

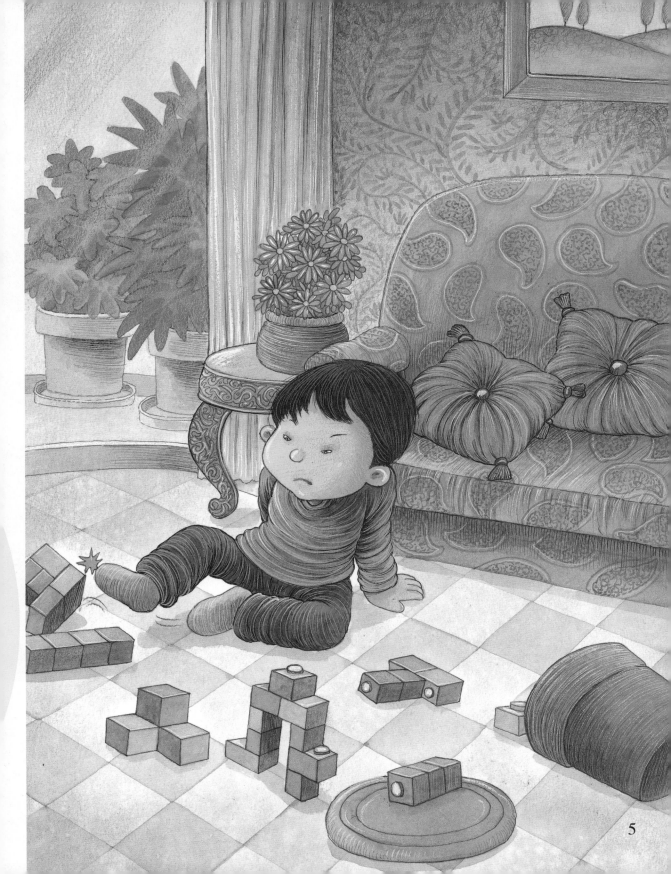

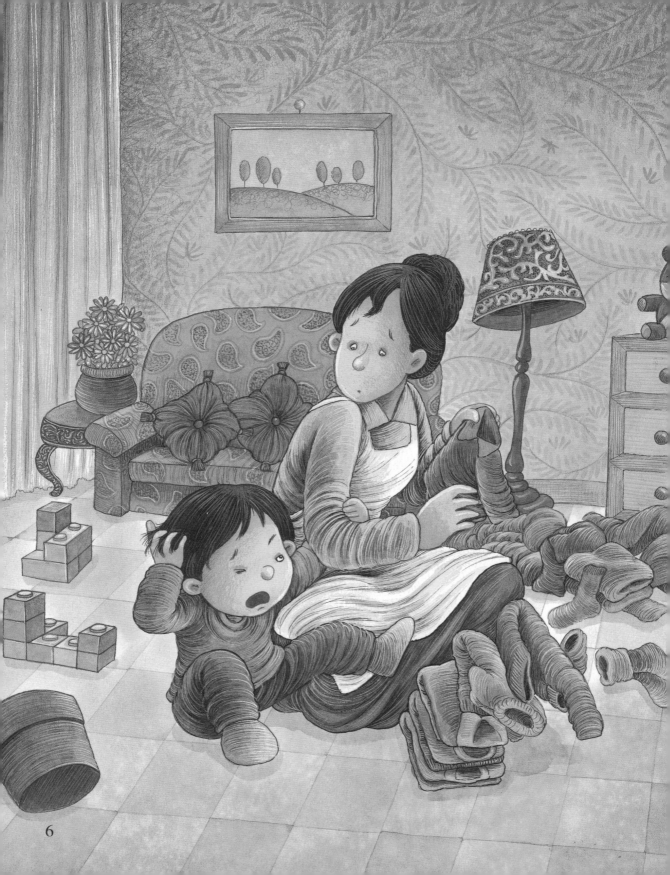

"呜呜……妈妈，头好晕啊。"
雄雄哭着向妈妈撒起娇来。
"不按时吃饭，当然会饿得头晕眼花。
快去吃点饭吧！"妈妈说。
吃得饱饱的，雄雄有了力气，心情也好多了。

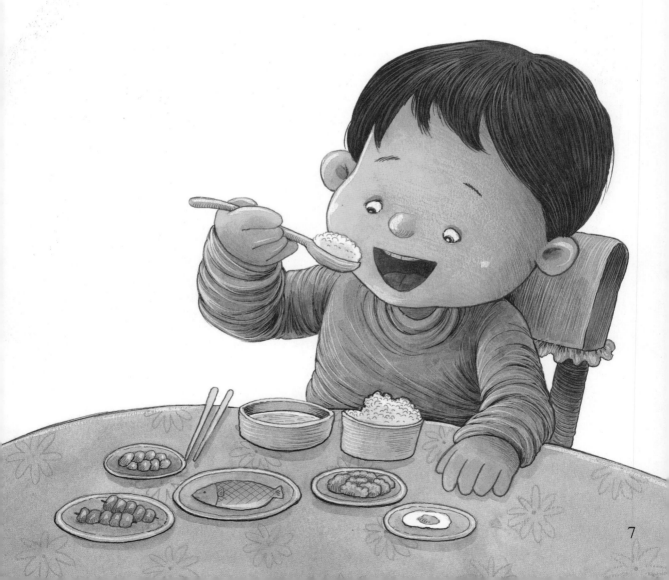

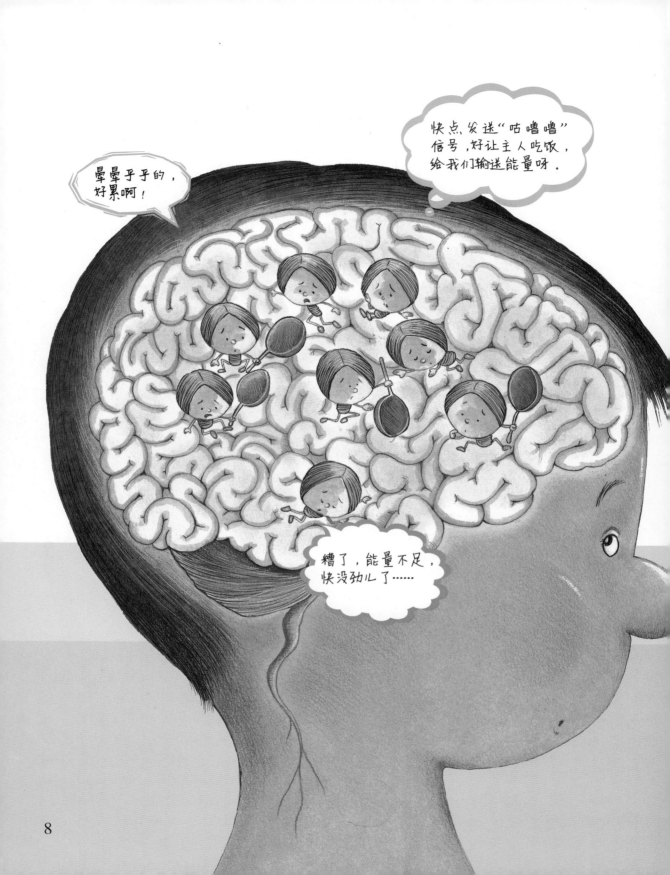

8

像雄雄一样，如果不按时吃饭，
就会浑身没有力气，严重时，还会头晕。
那么，为什么肚子饿了会感觉头晕呢？
这是因为，给我们的大脑提供能量的，
是一种叫葡萄糖的物质。
肚子饿的时候，大脑中的葡萄糖供给不足，
这时，大脑就会向我们发出信号，
我们就会感到头晕。
所以，一定要按时吃饭哦！

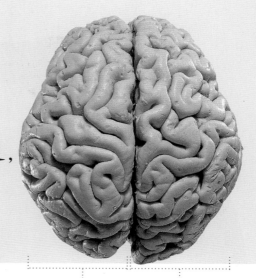

左脑
主管思考、语言和计算能力

右脑
主管艺术和观察能力

脑的结构

胼胝体
连接左脑和右脑，如果胼胝体断掉，大脑就只能支配左脑，而支配不了右脑。

垂体
分泌多种激素，如生长激素、促甲状腺激素等，对代谢、生长、发育有重要作用。

丘脑
传导除嗅觉之外的所有感觉。

海马体
储存有关声音、触觉、知识等短期记忆。

下丘脑
负责告诉我们如何应对饥饿、口渴、炎热、寒冷、愤怒及恐惧。

延髓
帮我们维持正常的心跳和血糖量，调节呼吸，主管打喷嚏、流鼻涕、打哈欠、咳嗽等能力。

小脑
调节运动神经，保持人体平衡。

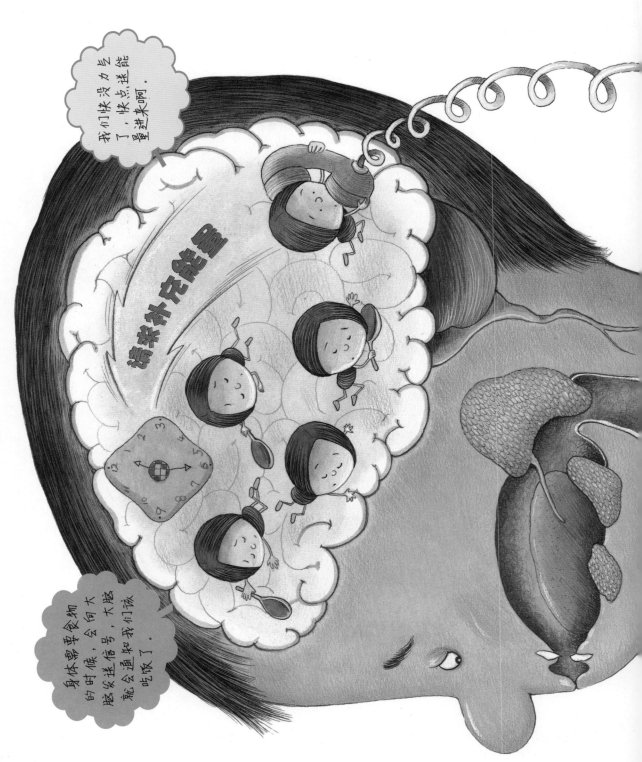

10

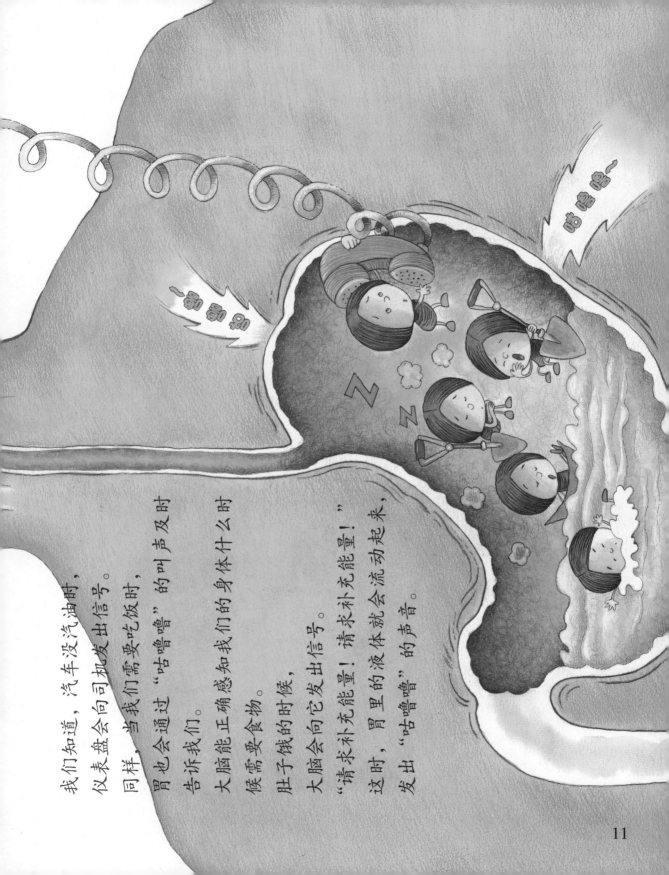

我们知道，汽车没汽油时，
仪表盘会向司机发出信号。
同样，当我们的身体什么时
候需要食物。

胃也会通过"咕噜噜"的叫声及时
告诉我们。
大脑能正确感知我们的身体什么时
候需要食物。
肚子饿的时候，
大脑会向它发出信号。
"请求补充能量！请求补充能量！"
这时，胃里的液体就会流动起来，
发出"咕噜噜"的声音。

咕噜噜~

咕噜噜~

11

我们吃到肚子里的食物会发生怎样的变化呢？
首先，把食物吃到嘴里细细咀嚼，
唾液腺就会分泌出消化液。
舌头的运动使消化液均匀包裹在食物表面，
就好像给它们涂了一层香油，
这样就很容易把食物咽下去了。

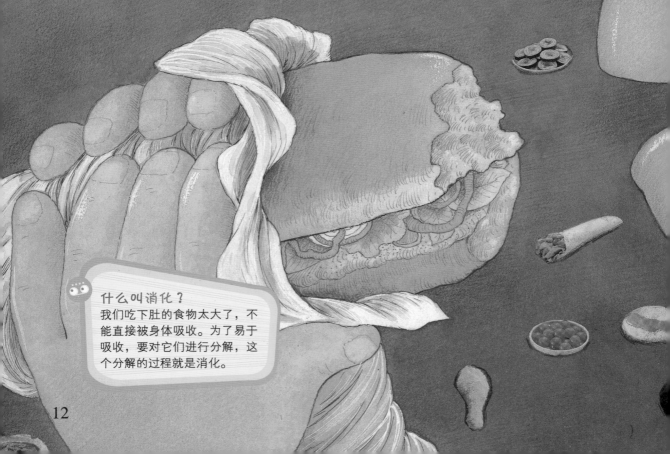

什么叫消化？
我们吃下肚的食物太大了，不
能直接被身体吸收。为了易于
吸收，要对它们进行分解，这
个分解的过程就是消化。

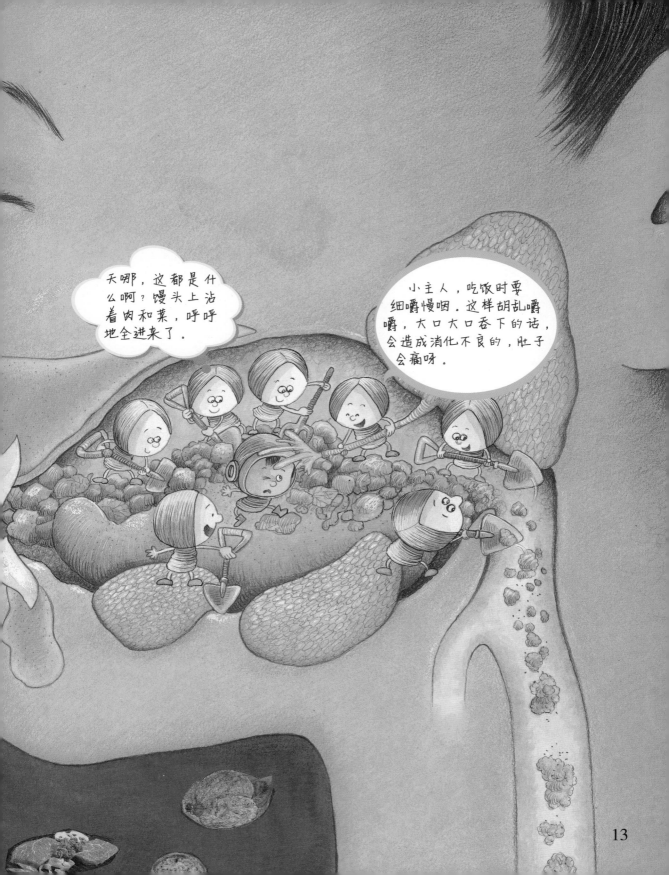

把嘴里的食物好好嚼碎，慢慢咽下去。

食物通过像管子一样的食道，"砰"的一声掉进胃里。

"咦，这是什么地方？像个袋子一样。"食物们都觉得很好奇。

当食物进入袋子形状的胃里后，

胃部肌肉就开始活动，并进行消化。

这时，胃壁也会产生消化液来帮助胃消化食物。

很快，食物就变得像粥一样软软的了。

接下来，食物会离开胃进入小肠，开始一段新的旅程。

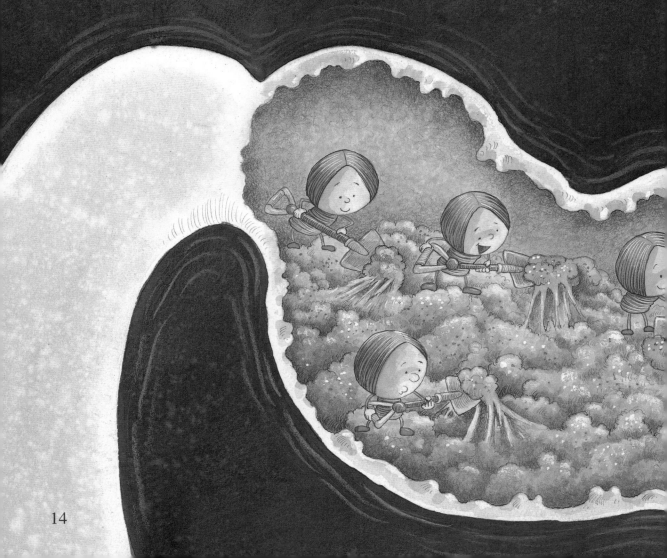

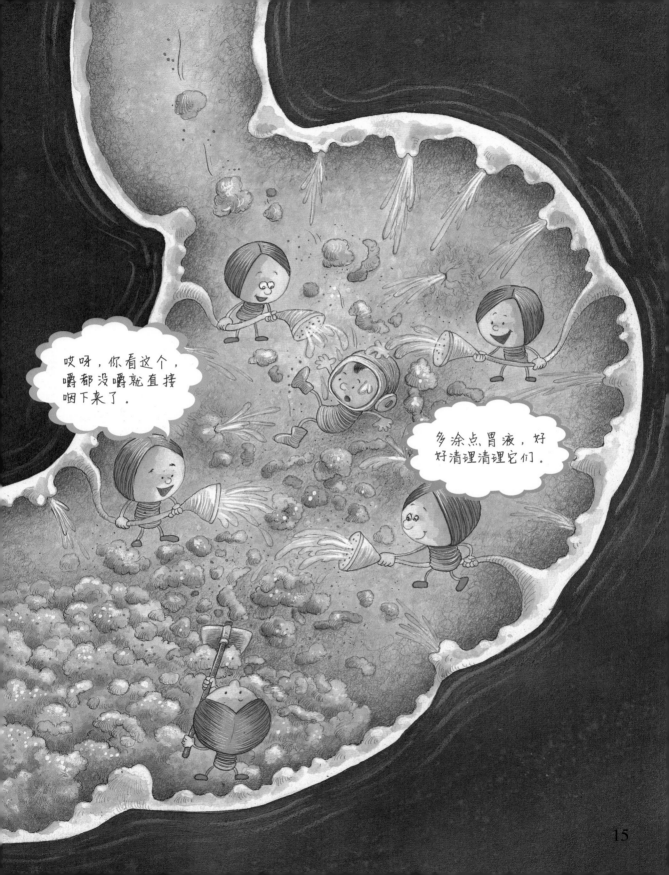

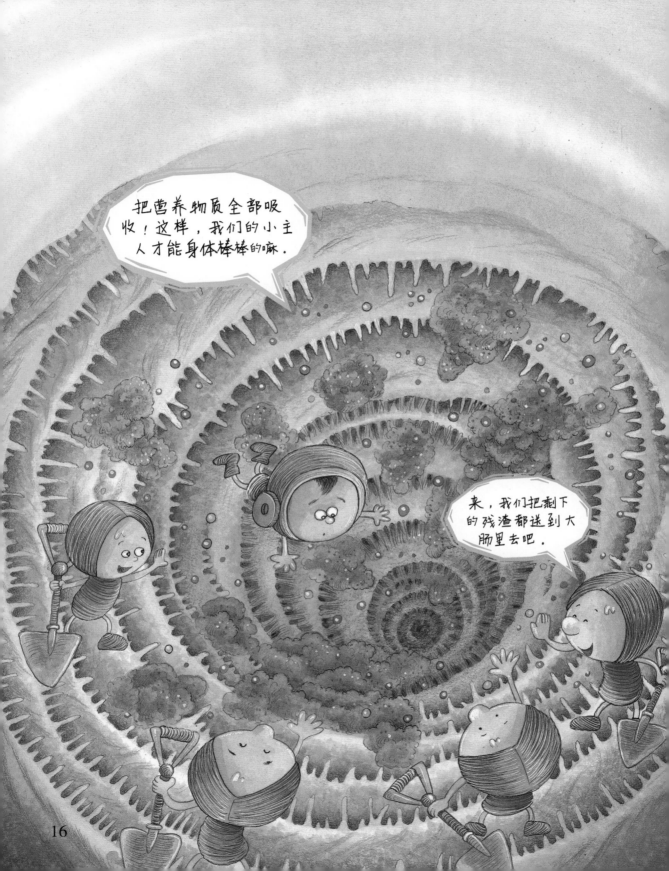

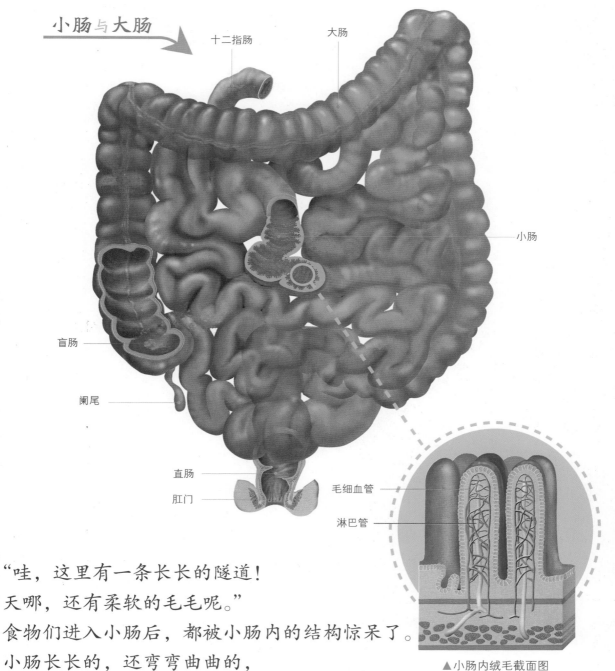

小肠与大肠

十二指肠

大肠

小肠

盲肠

阑尾

直肠

肛门

毛细血管

淋巴管

▲小肠内绒毛截面图

"哇，这里有一条长长的隧道！
天哪，还有柔软的毛毛呢。"
食物们进入小肠后，都被小肠内的结构惊呆了。
小肠长长的，还弯弯曲曲的，
如果把小肠拉直，它的长度比人身高的3倍还要长。
小肠慢慢地消化着已经像粥一样的食物，
把人体需要的营养成分全部吸收。

17

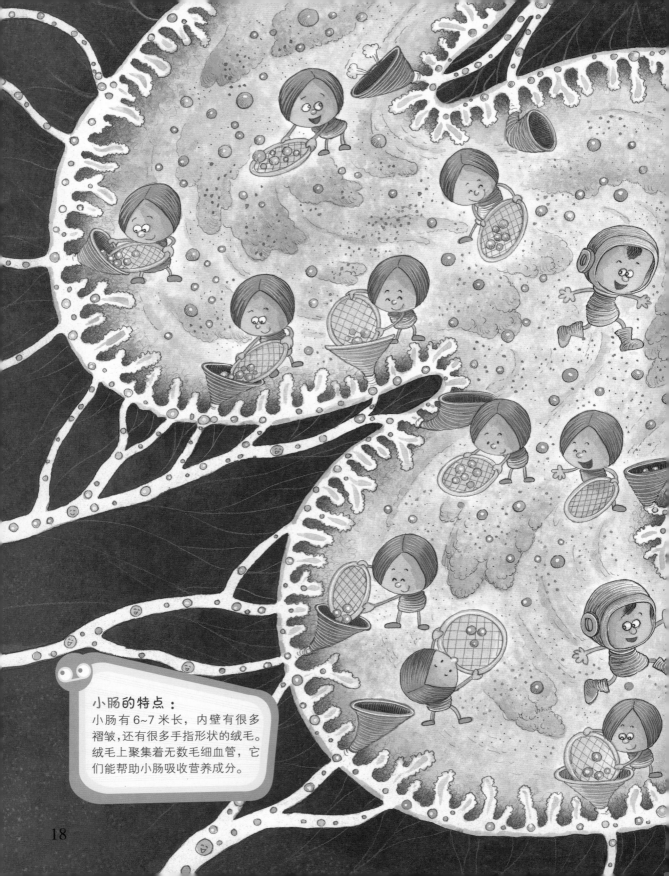

小肠的特点：
小肠有6~7米长，内壁有很多
褶皱，还有很多手指形状的绒毛。
绒毛上聚集着无数毛细血管，它
们能帮助小肠吸收营养成分。

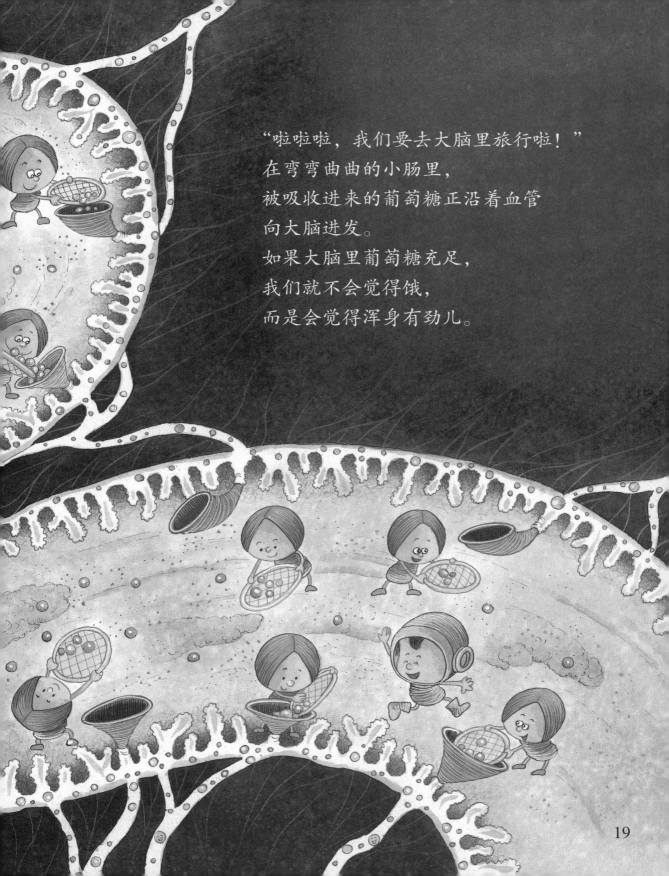

"啦啦啦，我们要去大脑里旅行啦！"
在弯弯曲曲的小肠里，
被吸收进来的葡萄糖正沿着血管
向大脑进发。
如果大脑里葡萄糖充足，
我们就不会觉得饿，
而是会觉得浑身有劲儿。

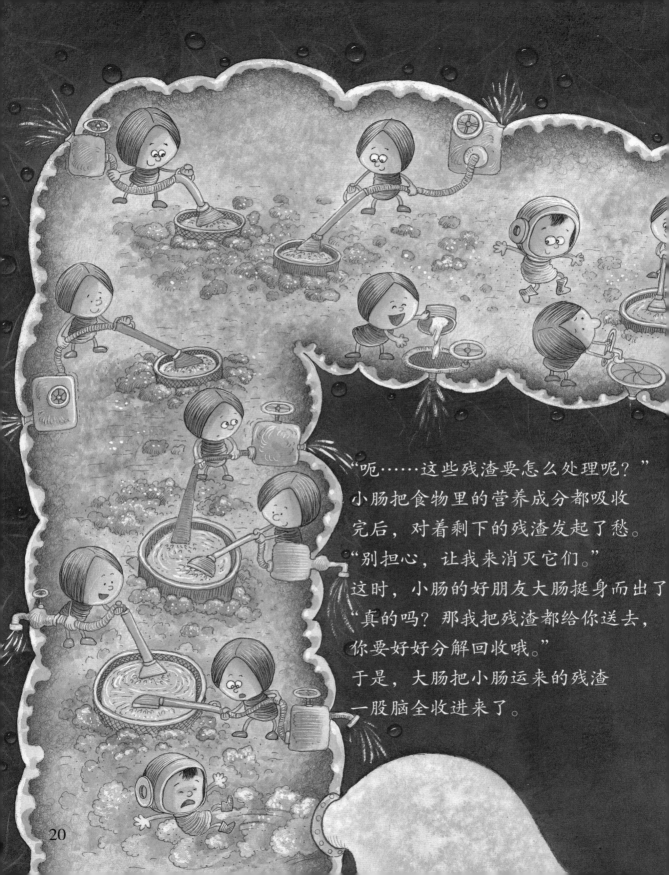

"呃……这些残渣要怎么处理呢？"
小肠把食物里的营养成分都吸收
完后，对着剩下的残渣发起了愁。
"别担心，让我来消灭它们。"
这时，小肠的好朋友大肠挺身而出了。
"真的吗？那我把残渣都给你送去，
你要好好分解回收哦。"
于是，大肠把小肠运来的残渣
一股脑全收进来了。

20

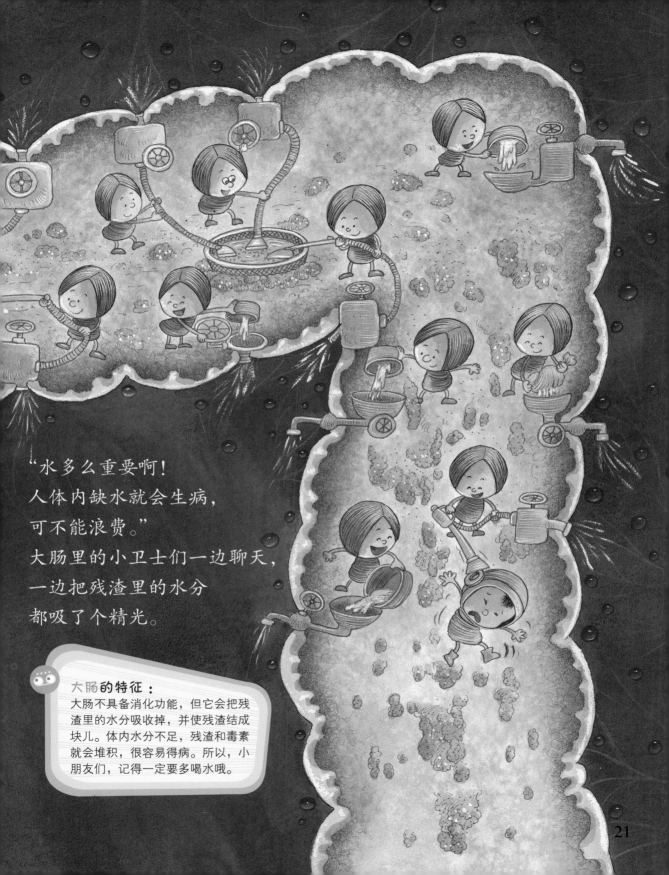

"水多么重要啊！
人体内缺水就会生病，
可不能浪费。"
大肠里的小卫士们一边聊天，
一边把残渣里的水分
都吸了个精光。

大肠的特征：
大肠不具备消化功能，但它会把残渣里的水分吸收掉，并使残渣结成块儿。体内水分不足，残渣和毒素就会堆积，很容易得病。所以，小朋友们，记得一定要多喝水哦。

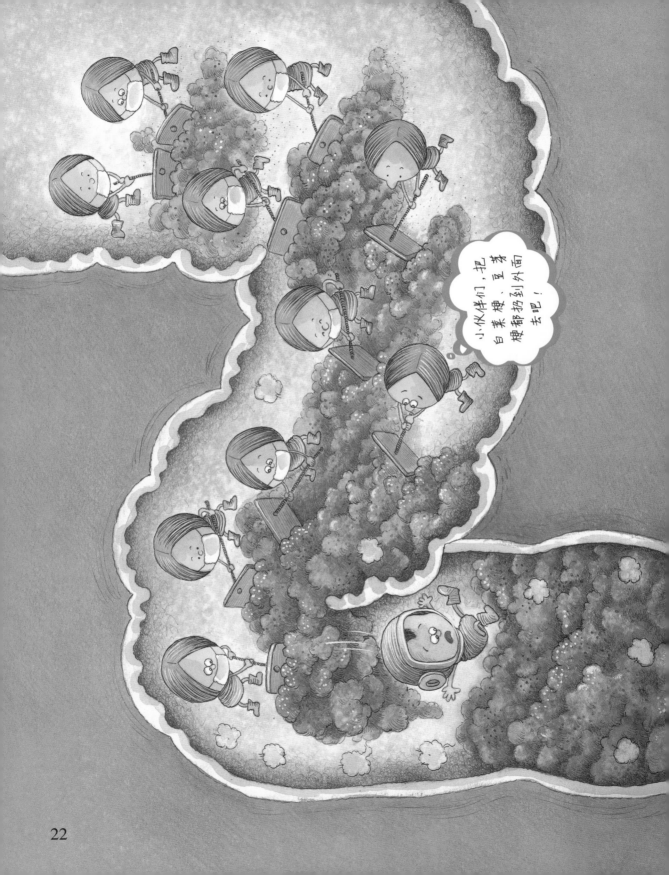

22

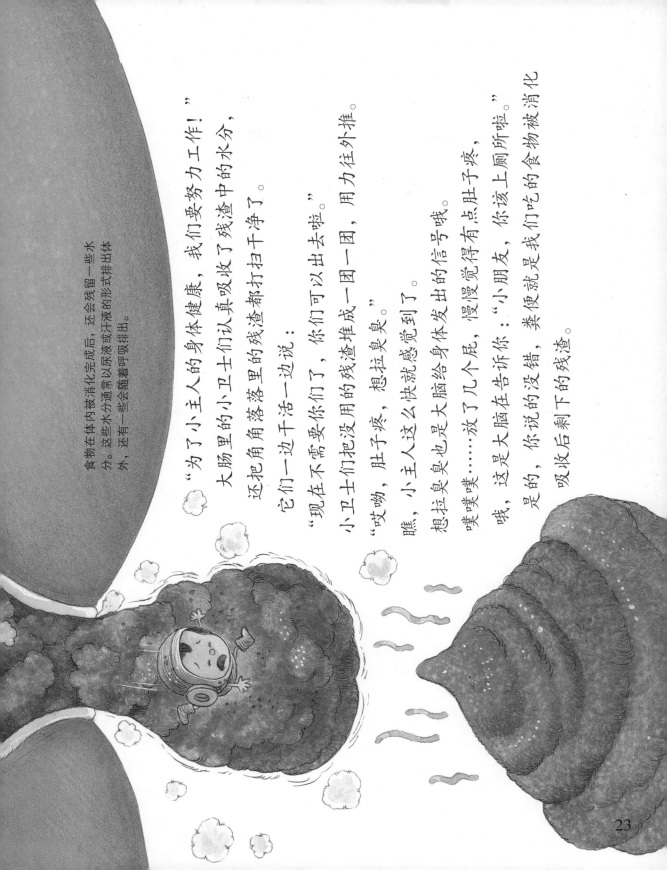

食物在体内被消化完成后，还会残留一些水分。这些水分通常以尿液或汗液的形式排出体外，还有一些会随着呼吸排出。

"为了小主人的身体健康，我们要努力工作！"

大肠里的小卫士们认真吸收了残渣中的水分，还把角角落落里的残渣都打扫干净了。

它们一边干活一边说：

"现在不需要你们了，你们可以出去啦。"

小卫士们把没用的残渣堆成一团一团，用力往外推。

"哎呦，肚子疼，想拉臭臭。"

瞧，小主人这么快就感觉到了。

想拉臭臭也是大脑给身体发出的信号哦。

噗噗……放了几个屁，慢慢觉得有点肚子疼。

哦，这是大脑在告诉你："小朋友，你该上厕所啦。"

是的，你说的没错，粪便就是我们吃的食物被消化吸收后剩下的残渣。

23

如果贪吃太多，就会肚子疼。这是为什么呢？
你想啊，一下子往榨汁机里放很多蔬菜或水果，
榨汁机就转不动了，我们人也是一样的。
如果胃里塞满了食物，它就不能好好消化了，
我们当然会感觉肚子疼。
所以，小朋友不要贪吃哦。

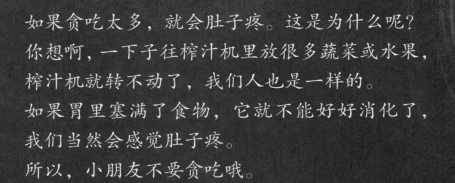

快救救我，食物太多，
把这儿填得满满的，
我动弹不了啦！

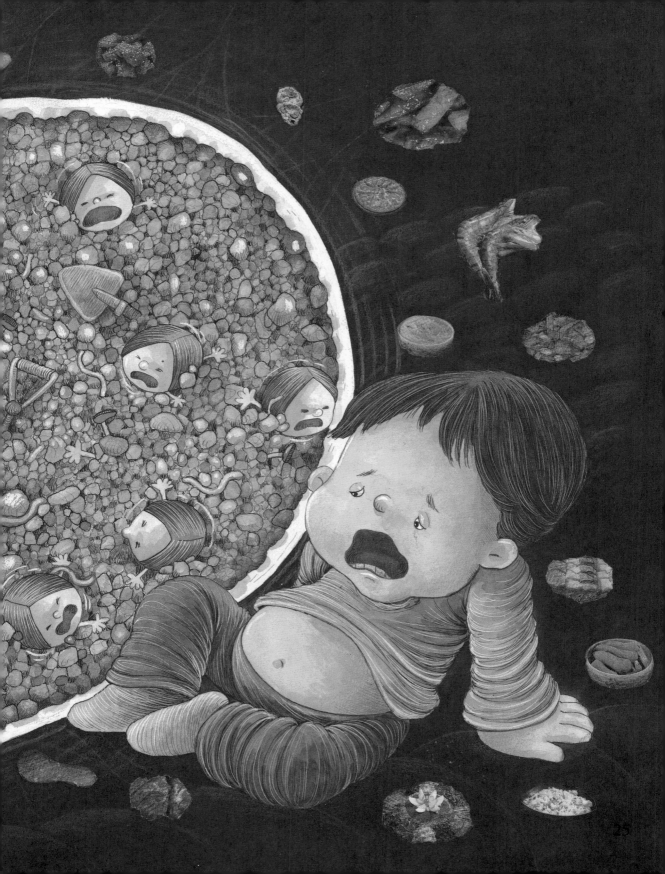

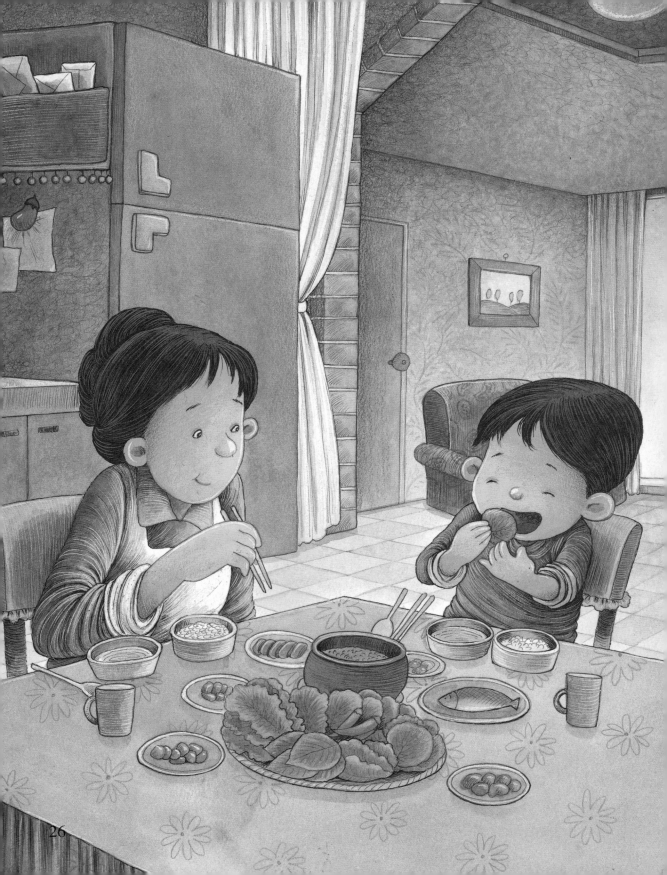

吃饭的时候，一定要细嚼慢咽，千万不能贪吃。
只有这样，我们的肠胃才能好好消化食物，
吸收身体所需要的营养，
我们才能变得更强壮。

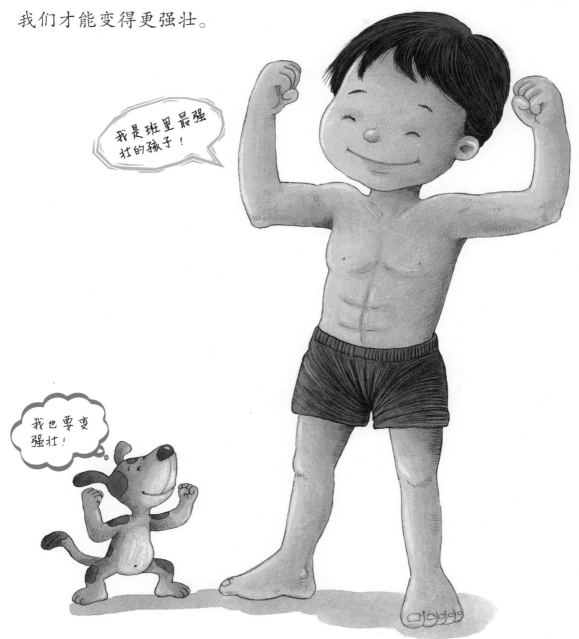

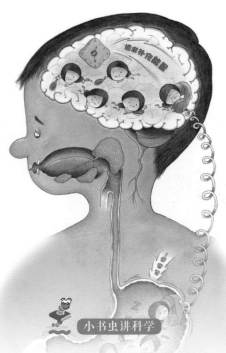

食物是怎样进行消化的?

❶ 嘴巴
其中，牙齿负责把食物嚼碎，舌头能够感知食物的味道，并使食物与唾液充分融合，以便进行消化。

❷ 唾液腺
负责分泌唾液，主要由腮腺、舌下腺及颌下腺组成。唾液可以把淀粉转化成糖。

❸ 食道
把食物送到胃里的通道。

❹ 肝脏
储存由血液吸收进来的营养成分，并负责分解毒素。

❺ 胆囊
分泌胆汁，并帮助人体吸收脂肪和维生素。

身体的消化系统

我们知道，汽车没有汽油就不能跑。人也一样，不吃饭就没法生存。为什么呢? 因为对于我们的身体来说，连呼吸都需要能量，而这些能量都要靠食物来供应。

食物是如何给身体提供能量的呢? 我们把食物吃进肚子里后，它们会经过一系列的消化过程，变成微小的颗粒。这样就很容易被身体吸收，从而为身体提供能量。

我们身体的消化器官可以分成两类: 一部分是消化道，包括嘴巴、食道、胃、小肠、大肠、肛门; 另一类是消化腺，可以分泌消化液。

◆ 身体的消化器官

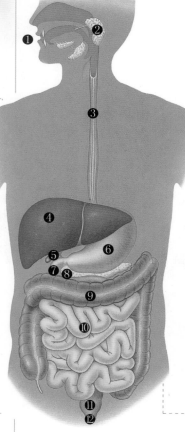

❻ 胃
经过胃的蠕动搅拌，食物会与胃液融合，并慢慢分解。另外，胃液还能分解蛋白质。

❼ 十二指肠
位于小肠顶端，使食物与胰液、胆汁融合，并把它们一起送入小肠。

❽ 胰腺
也称胰脏，分泌消化所需的胰液及调节代谢的荷尔蒙。

❾ 大肠
与小肠相连，但比小肠粗。自身没有消化功能，吸收食物中的水分，并使残渣结成块儿。

❿ 小肠
位于胃与大肠之间的长形消化道，吸收食物中的营养成分。

⓫ 直肠
位于大肠末端，与肛门相连。

⓬ 肛门
作为消化道的最后一部分，把消化后剩余的残渣排出体外。

袋子形状的胃

胃的形状像一个小袋子，它的上部与食道相连，下部与十二指肠相连。

胃壁上的肌肉分为三层，肌层内部覆盖着布满褶皱的黏膜，使肌层可以自由伸缩。

一个成人的胃可以容纳 1.5 升 ~ 2 升食物。

● 胃内壁放大图

胃窝

黏液细胞
（分泌黏液）

壁细胞

主细胞

食道

贲门（胃的入口）

胃壁上有三种肌肉层

幽门（胃的出口）
与十二指肠相连，位于胃的末端。

十二指肠

黏膜褶皱

胃液
主要分解蛋白质，而且胃液里的盐酸能杀死细菌，并防止食物变质。

正在消化的食物

▲ 胃截面图

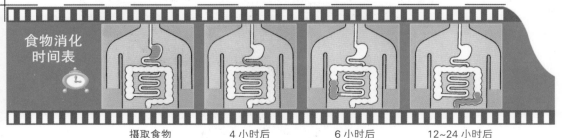

食物消化时间表

摄取食物　　　4 小时后　　　6 小时后　　　12~24 小时后

蠕动的胃

　　胃里没有食物的时候，胃壁会黏在一起。食物进来后，胃壁分开，食物会按照进来的顺序一层一层地堆在一起。

　　我们吃的食物进入胃里后，会从贲门附近开始蠕动，渐渐向幽门方向移动。从贲门到幽门移动的过程大约需要 10~40 秒。进食 2~3 小时后，所吃食物的 80% 在胃里消化完毕。

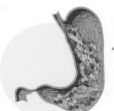

空空的胃。

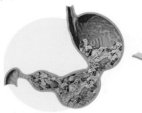

按照食物进来的顺序层层堆积。

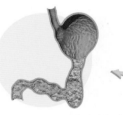

消化完的食物慢慢进入十二指肠。

胃壁分泌出胃液，使食物更好地消化吸收。

▲食物在胃里消化的过程

十二指肠的特征与作用

　　十二指肠位于小肠的顶端，成人的十二指肠长约 25 厘米。在胃里消化完的食物进入十二指肠内，与胆汁、胰液相融合，然后进入小肠。

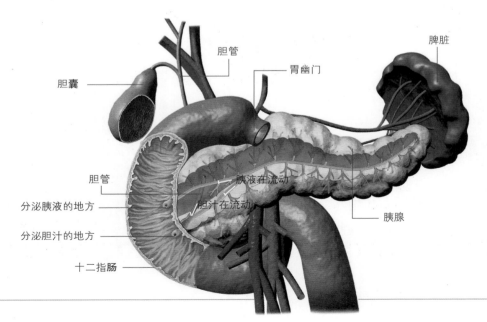

胆管

脾脏

胆囊

胃幽门

胆管

胰液在流动

分泌胰液的地方

胆汁在流动

分泌胆汁的地方

胰腺

十二指肠

动物胃的特征

所有动物中，脊椎动物的消化道最为发达。与此相比，昆虫的消化道结构则非常简单。

在天上飞的鸟类有两个胃，一个叫嗉囊，另一个叫砂囊。嗉囊会分泌消化液，砂囊则会把鸟类吃进去的石子类东西磨碎。部分鸟类的大肠并不发达，直肠也非常短。

食草动物长期吃富含纤维质的草或稻草，它们的白齿特别发达，而且，为了更好地吸收植物中难以消化的营养成分，它们的肠子进化得非常长。

值得一提的是，牛、鹿、绵羊、山羊等反刍动物把食物吃进肚里后，会吐上来再一次咀嚼。

以牛为例，牛吃进去的食物在第一个胃（瘤胃）里消化一部分，未被消化的部分会变成小块儿状，从胃里返回嘴里，再次进行咀嚼。这样的过程在第二个胃（网胃）和第三个胃（瓣胃）里重复进行，直至食物被彻底嚼碎，然后再进入第四个胃（皱胃）中彻底消化。

食肉动物的犬齿非常发达，能很好地咀嚼肉类，但肠子比食草动物短。这种结构更有利于肉类的消化。

在水中生活的鲨鱼，肠子是螺旋状的。这种螺旋状的肠子虽然比较短，但其弯曲的形态可以让食物在肠子中停留较长时间，所以能充分吸收食物中的营养成分。

◆常见动物的消化器官

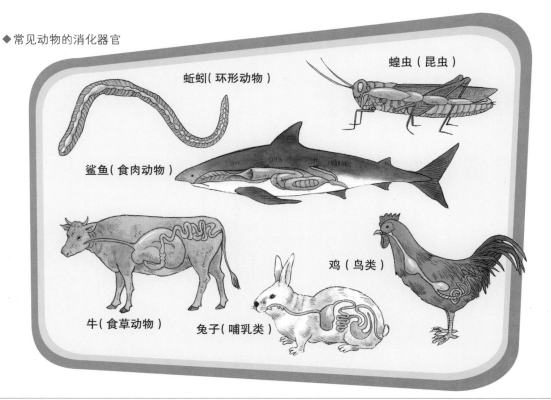

蚯蚓（环形动物）

蝗虫（昆虫）

鲨鱼（食肉动物）

牛（食草动物）

兔子（哺乳类）

鸡（鸟类）

图书在版编目(CIP)数据

我的身体真奇妙.8.咕噜噜,肚子叫了/(韩)例宗化文;(韩)金太兰绘;杨越译.
一青岛:青岛出版社,2016.2(小书虫爱科学)
ISBN 978-7-5552-2311-5

Ⅰ.①我… Ⅱ.①例… ②金… ③杨… Ⅲ.①人体—儿童读物 Ⅳ.① R32-49

中国版本图书馆 CIP 数据核字 (2016) 第 028095 号

원리친구 과학동화 페이퍼백 40 권
小书虫爱科学系列 40 本
Copyright © 2011 by Xibooks
All rights reserved.
Original Korean edition was published by 2011 by Xibooks
Simplified Chinese Translation Copyright © 2016 by Qingdao Publishing House
Chinese translation rights arranged with 2014 by Xibooks
Through AnyCraft-HUB Corp., Seoul. Korea & Beijing Kareka Consultation Center. Beijing. China.

山东省版权局著作权合同登记号 图字:15-2015-51 号

(小书虫爱科学)
我的身体真奇妙·咕噜噜,肚子叫了
文字/(韩)例宗化
绘图/(韩)金太兰
译者/杨越
出版发行/青岛出版社(青岛市海尔路 182 号,266061)
本社网址/ http://www.qdpub.com
邮购电话/ 13335059110 0532-68068026
责任编辑/周莉
封面设计/智于设计
制版/青岛竖仁广告有限公司
印刷/青岛双星华信印刷有限公司
出版日期/ 2016 年 7 月第 1 版 2016 年 7 月第 1 次印刷
开本/ 16 开(889mm×1194mm)
印张/ 16
字数/ 160 千
书号/ ISBN 978-7-5552-2311-5
定价/ 104.00 元(全八册)

编校印装质量、盗版监督服务电话 4006532017 0532-68068638
印刷厂服务电话 0532-86828878
本书建议陈列类别:图画书·儿童科普

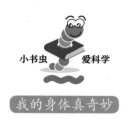

小书虫　爱科学

我的身体真奇妙

令人尴尬的屁和便便
（排泄）

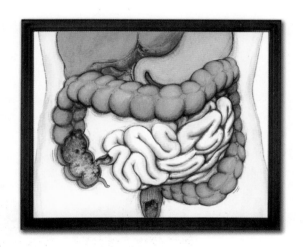

（韩）杨胜完 文｜（韩）金晶惠 绘｜杨越 译

青岛出版社
QINGDAO PUBLISHING HOUSE

小白兔特别爱美。瞧，他又在照镜子啦。
镜子里的小白兔穿着一件黑色西装，雪白的衬衣，
配上一枚红色的领结，真帅呀！
看着镜子里的自己，小白兔忍不住咧开嘴，嘿嘿地笑了。

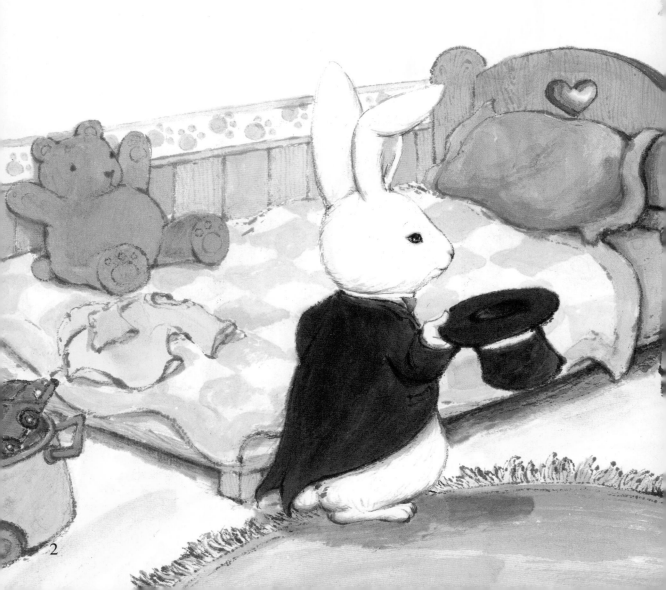

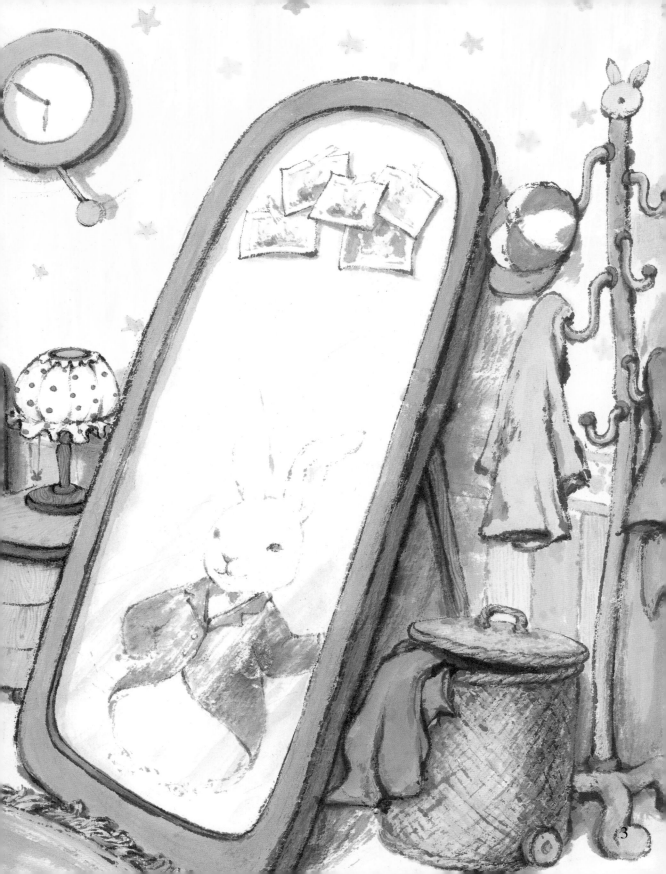

3

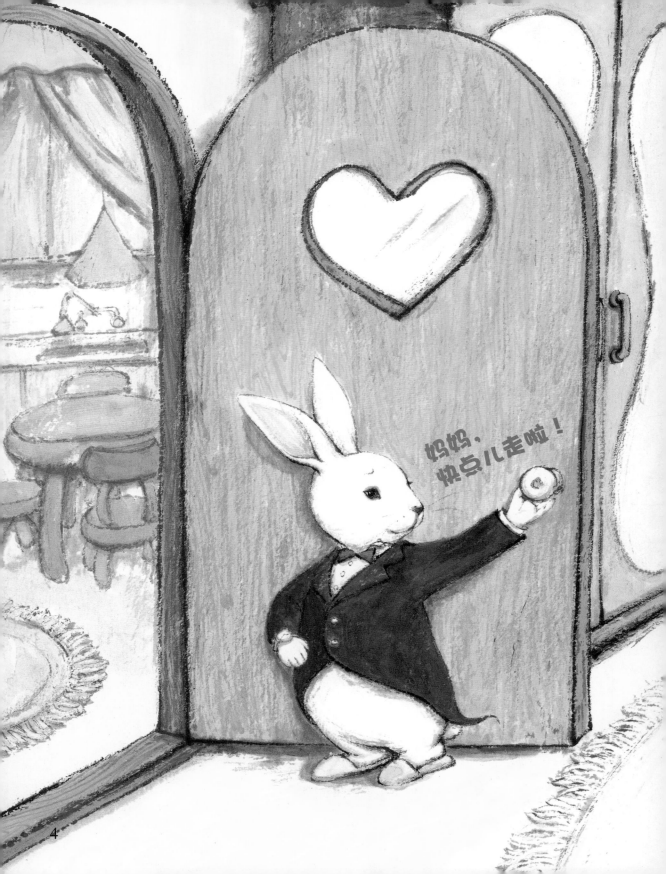

妈妈，快点儿走啦！

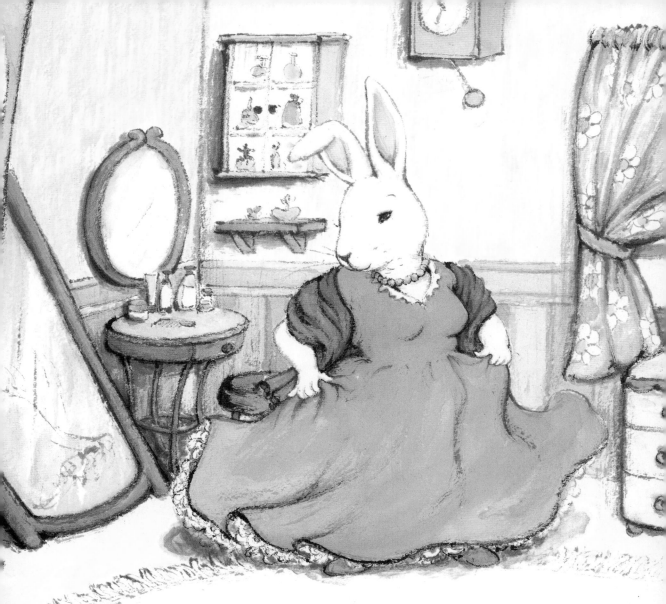

今天，小白兔要和妈妈去参加音乐会。

"妈妈，没时间了，快点儿走啦！"小白兔有点儿着急了。

"嗯……还是这条粉色裙子最漂亮。"

妈妈正对着镜子欣赏自己曼妙的身姿呢。

"妈妈，再不出发就迟到啦。"小白兔更着急了。

"好了，好了，走吧。"

妈妈终于打扮好，可以出发了。

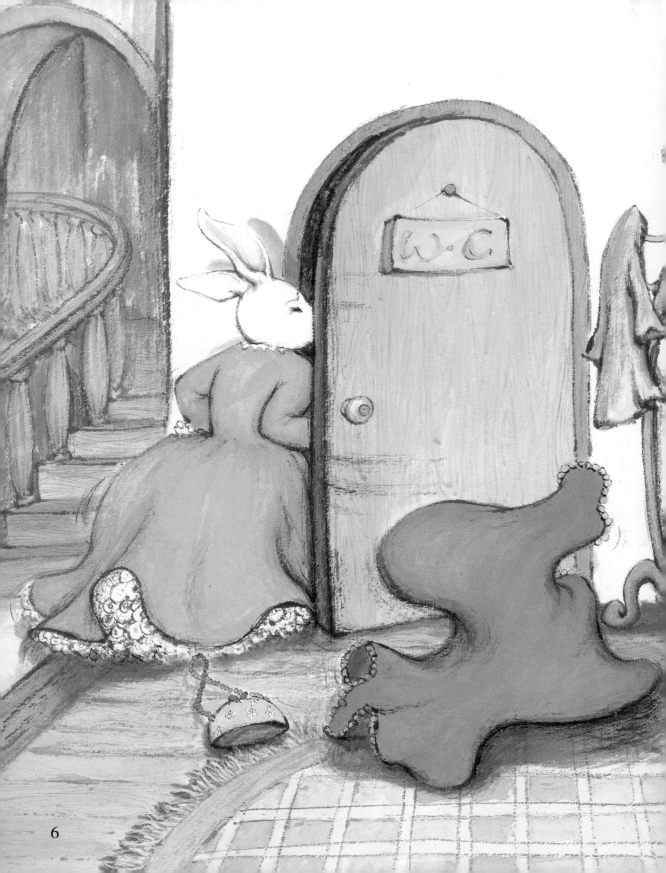

可是，刚走到门口，就听见妈妈喊道：
"哎呦，我的肚子……好痛啊。"
说着，妈妈摘掉披肩，匆匆跑进了洗手间。
"哎，为什么我们必须要排便便呀？真是麻烦。
便便到底是怎么来的呢？"
小白兔焦急地等在外面，
不禁自言自语。
是呀，便便到底是怎么来的？
为什么说排便和健康有着密
切联系呢？

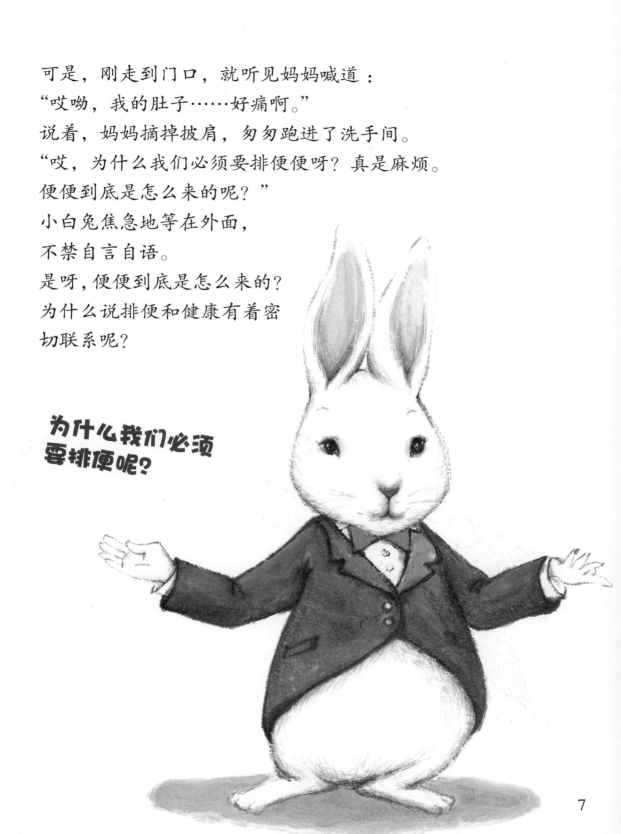

为什么我们必须
要排便呢？

7

其实，便便是食物在我们体内消化后所剩下的残渣。

看，饭菜都准备好啦！
有让人流口水的烤带鱼，
有香喷喷的大酱汤，哇，还有拌菠菜。
嘿，米饭里还有绿豆呢。

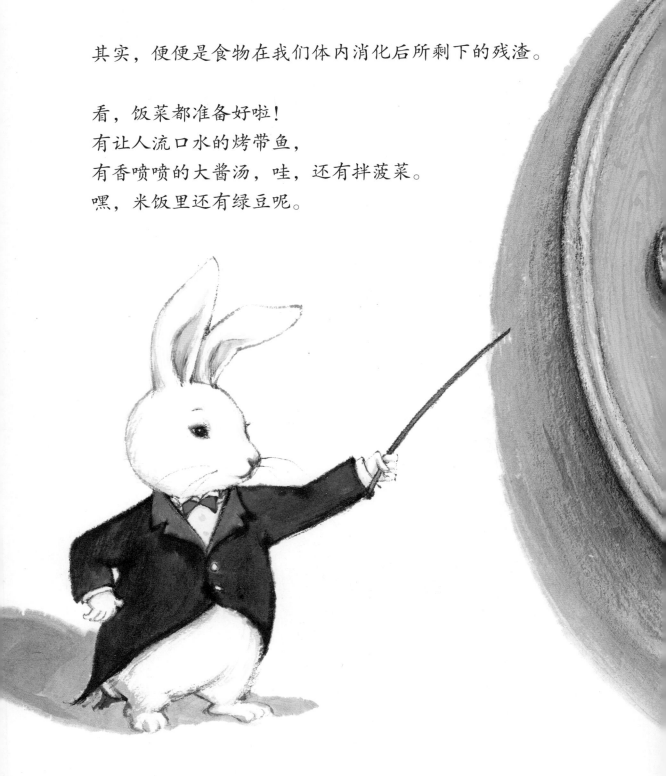

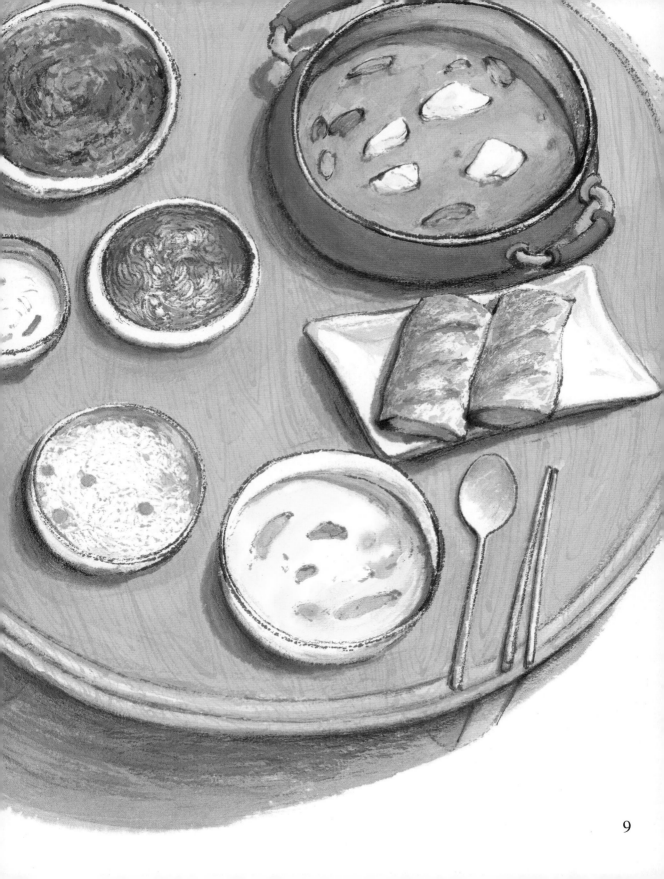

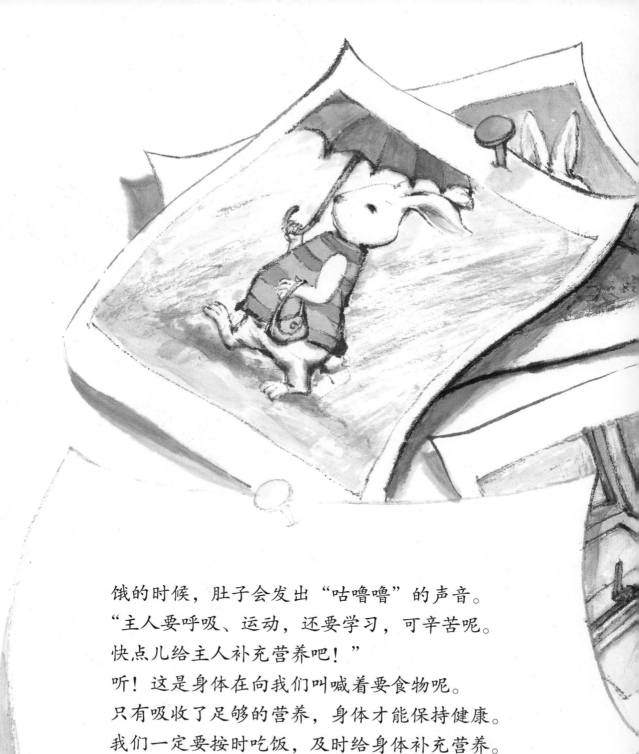

饿的时候，肚子会发出"咕噜噜"的声音。
"主人要呼吸、运动，还要学习，可辛苦呢。
快点儿给主人补充营养吧！"
听！这是身体在向我们叫喊着要食物呢。
只有吸收了足够的营养，身体才能保持健康。
我们一定要按时吃饭，及时给身体补充营养。

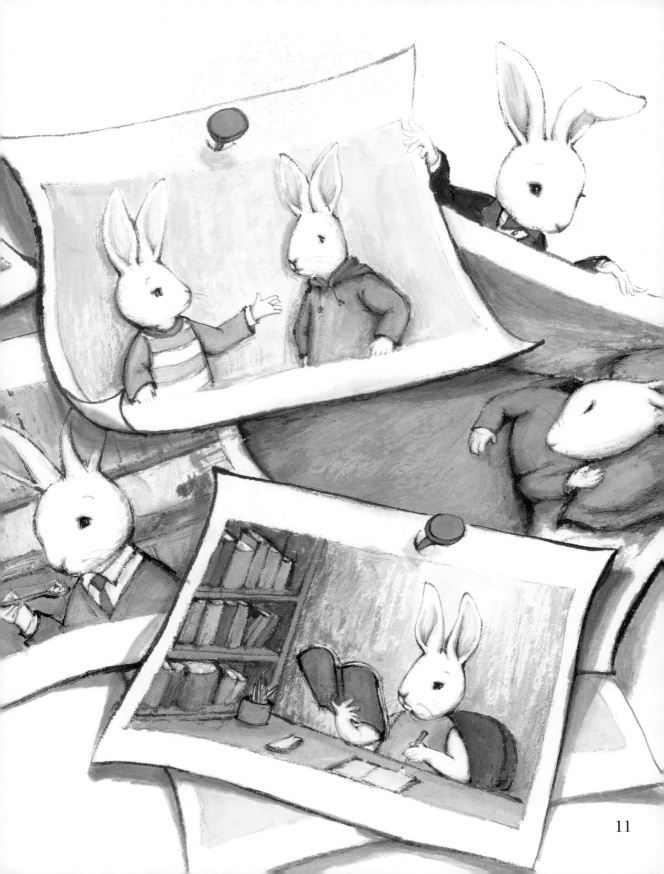

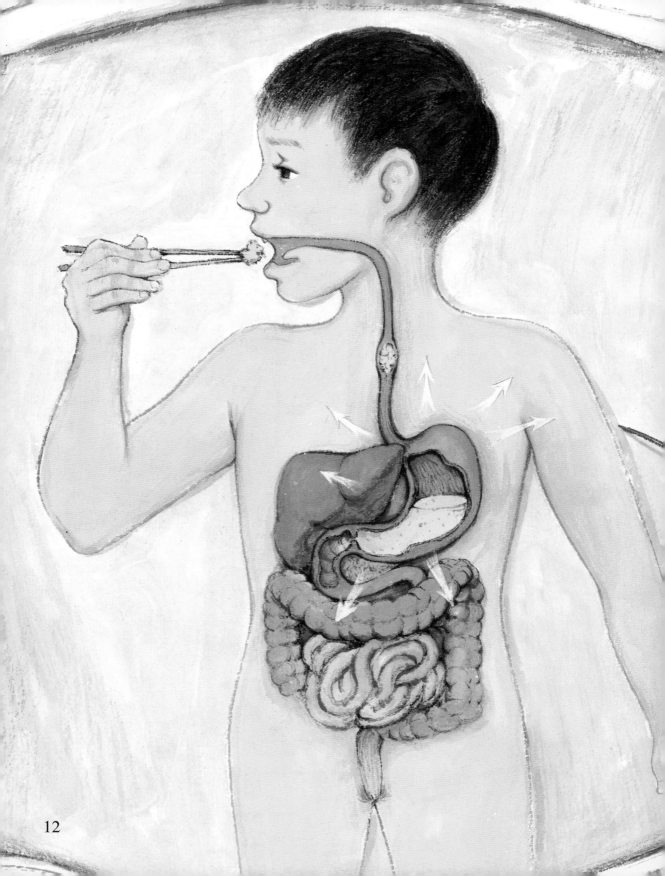

我们来看看食物消化的过程吧。
首先，我们用牙齿把食物嚼碎，
嚼碎的食物和唾液混合，通过食道进入胃里。
然后，胃把食物消化得像粥一样，送入肠，
肠会从食物中吸收我们身体所需要的营养和水分。

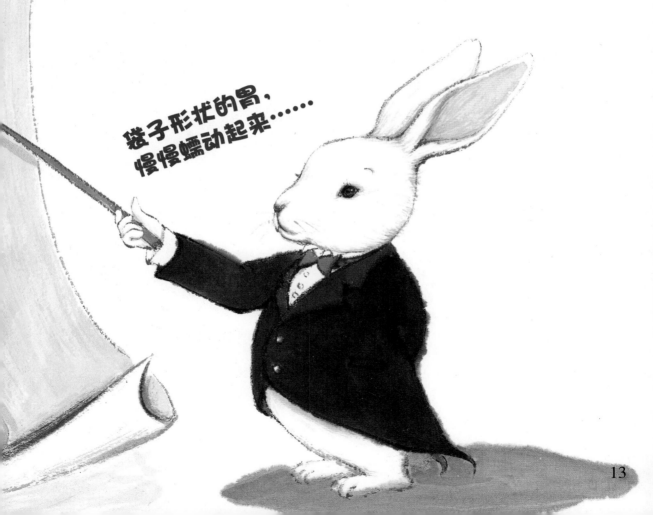

袋子形状的胃，
慢慢蠕动起来……

13

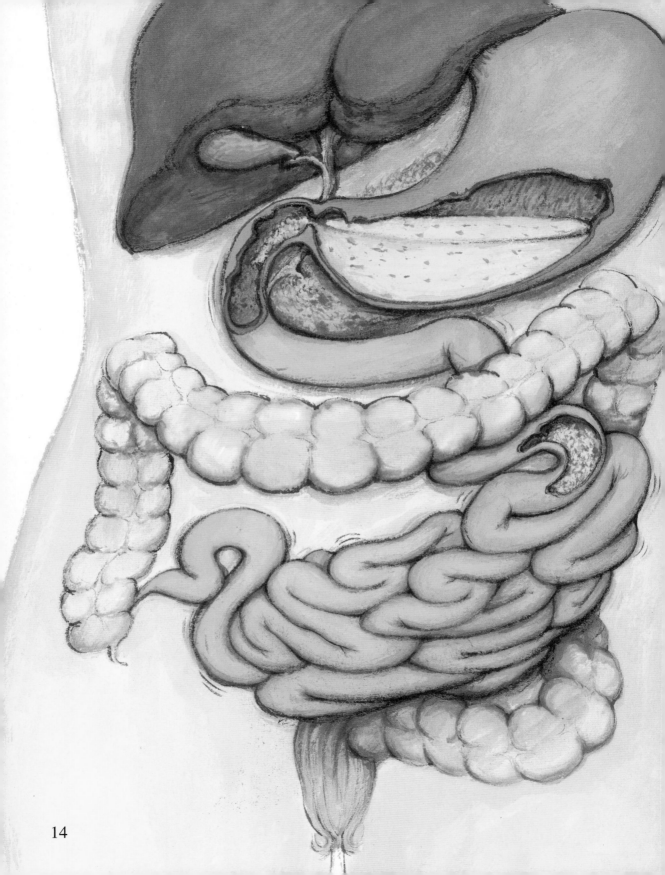

14

经过胃的消化，食物变得像粥一样软。

然后，它们会进入小肠。

这时，胰腺分泌出胰液，胆囊分泌出胆汁，

小肠也会分泌出肠液。

身体利用这些消化液，再次对食物进行消化，

使食物中的营养成分更容易吸收。

经过这样系统的消化过程，

小肠就把身体需要的营养成分

一点儿不剩地吸收了。

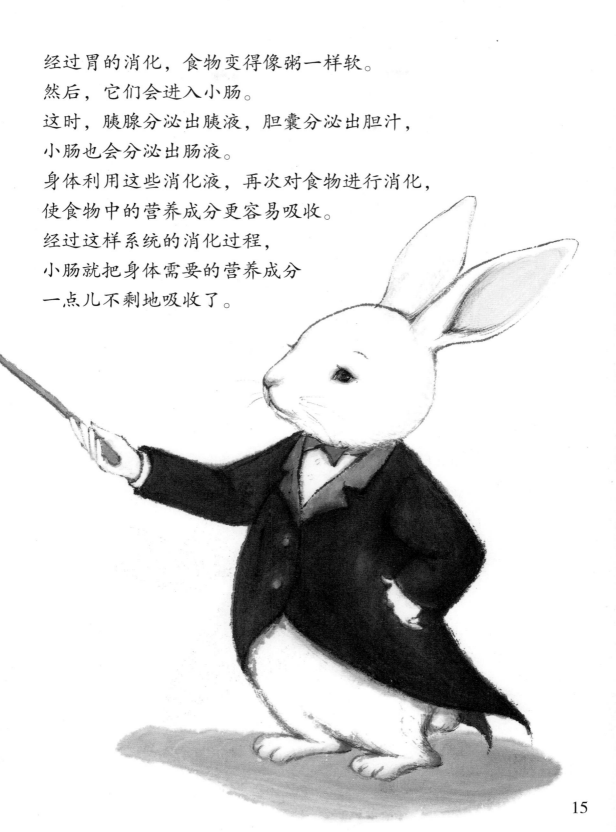

15

接下来，消化后的残留物就会进入大肠。

"嗨，大肠！剩下的就由你来处理吧。"

小肠把残留物交给了大肠。

"没问题，都交给我吧。"大肠爽快地答应了。

大肠把残留物里的水分吸收个精光，

只留下了毫无用处的残渣。

那么，这些残渣要运到哪里去呢？

当然是排到体外喽——

那就是我们排出的便便。

粪便就是食物消化后所剩下的残渣。

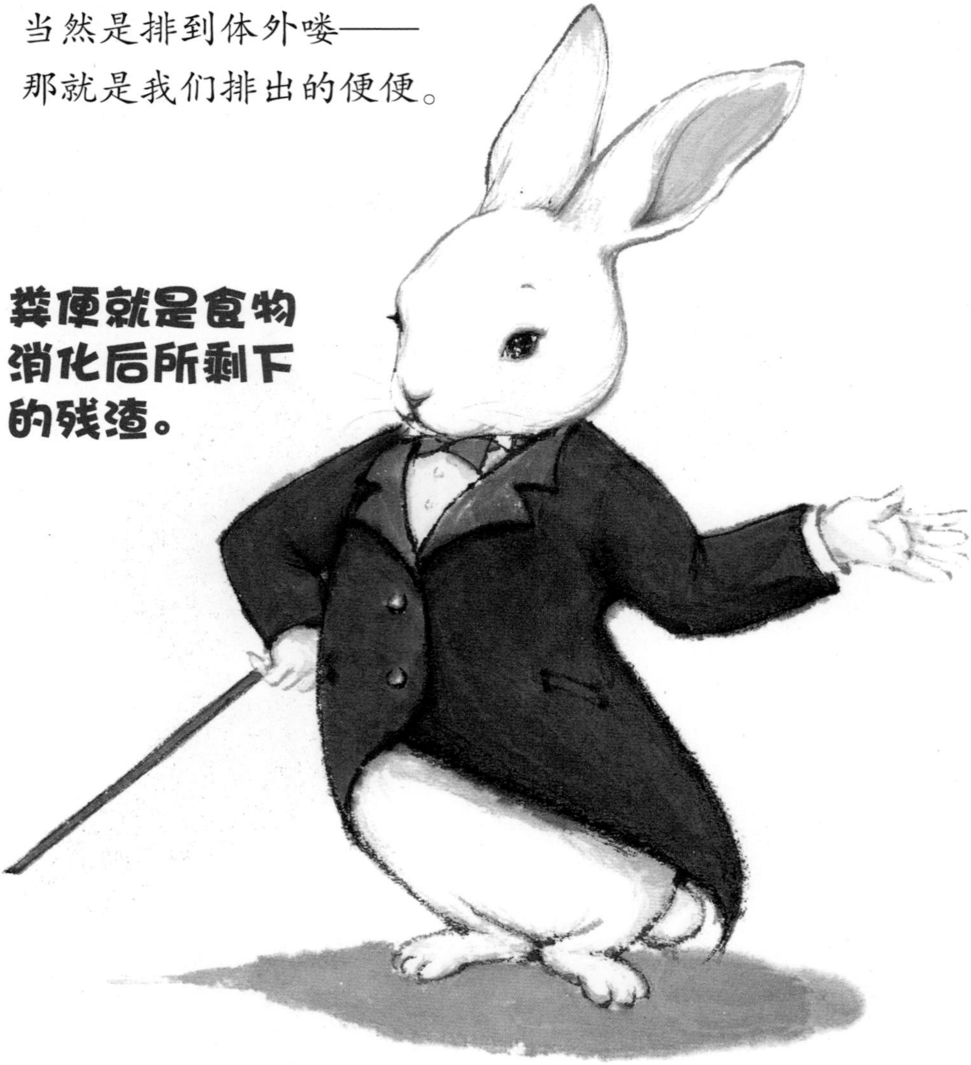

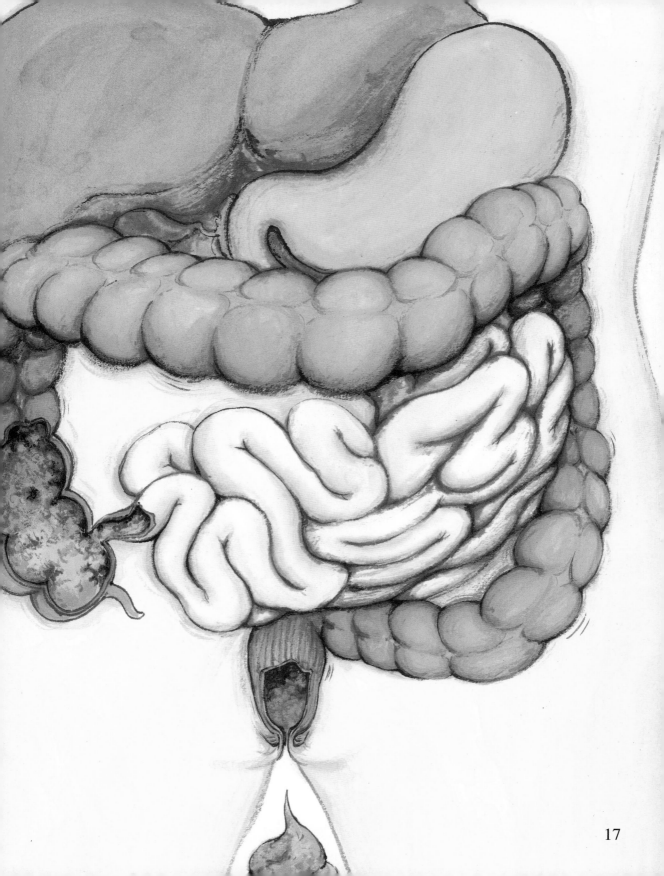

17

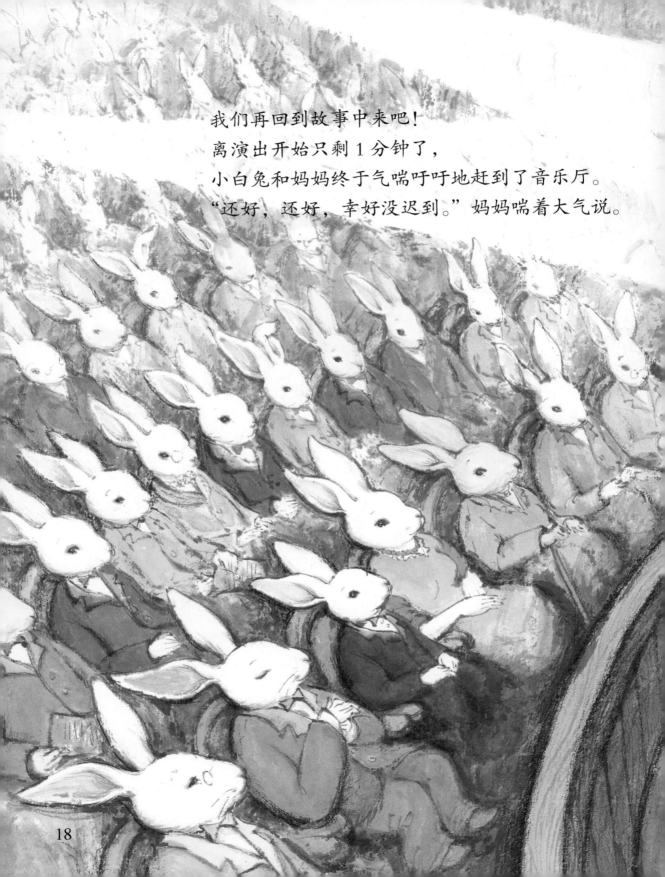

我们再回到故事中来吧！
离演出开始只剩 1 分钟了，
小白兔和妈妈终于气喘吁吁地赶到了音乐厅。
"还好，还好，幸好没迟到。"妈妈喘着大气说。

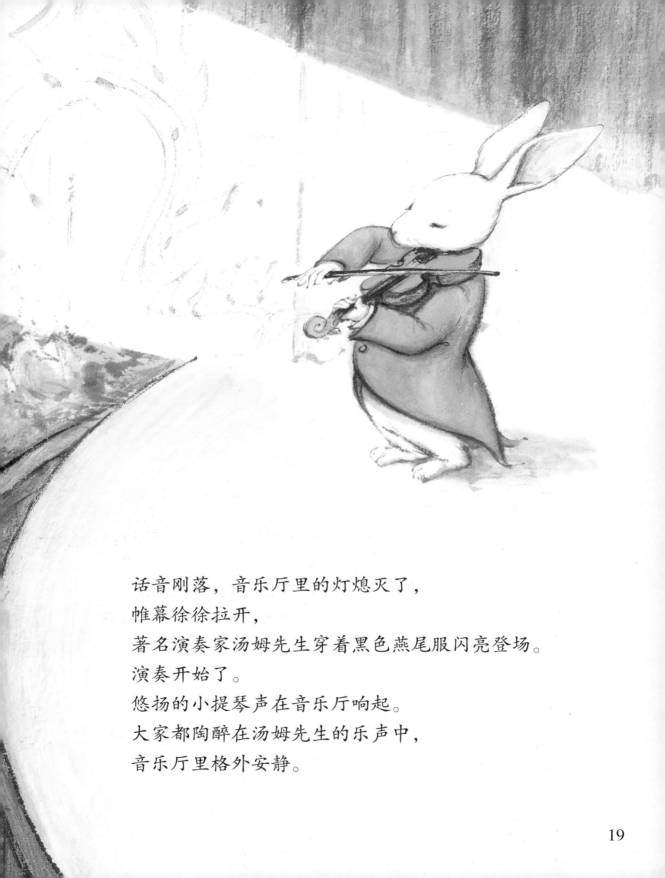

话音刚落，音乐厅里的灯熄灭了，
帷幕徐徐拉开，
著名演奏家汤姆先生穿着黑色燕尾服闪亮登场。
演奏开始了。
悠扬的小提琴声在音乐厅响起。
大家都陶醉在汤姆先生的乐声中，
音乐厅里格外安静。

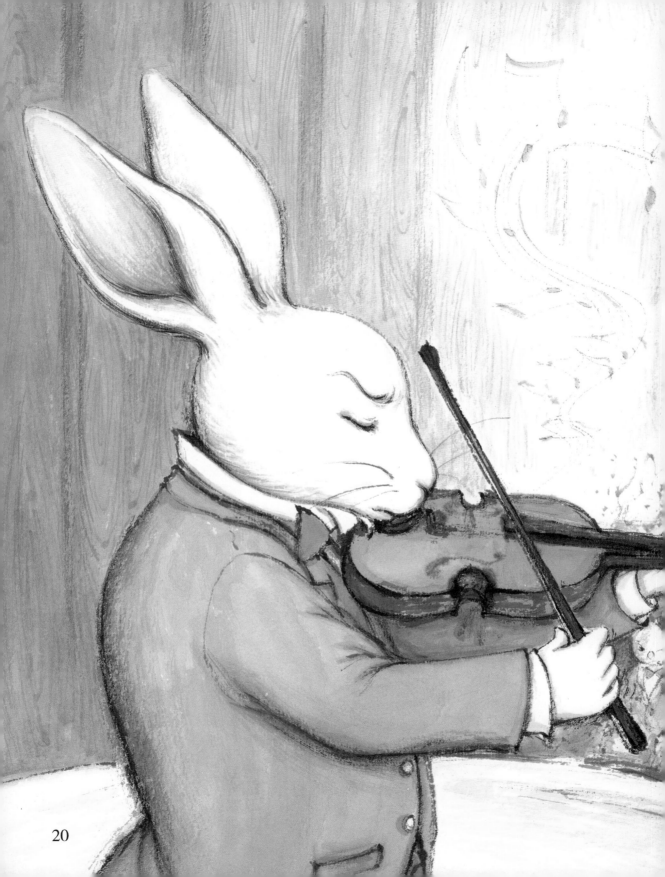

正当小兔子们都陶醉在美妙的旋律中时，
"噗——"不知从哪里传来了放屁声。
大家你看我、我看你，小声议论起来。
瞬间，汤姆先生的脸色变得非常难看。
不过，他还是继续演奏着。
过了一会儿，观众渐渐安静下来，再次沉浸在音乐中。
然而，令人扫兴的事情并没有结束。
"噗——噗——"
没过一会儿，放屁声又响起来了。

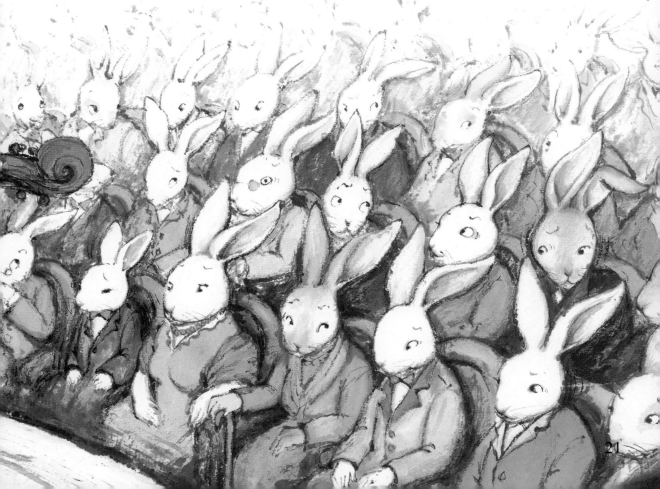

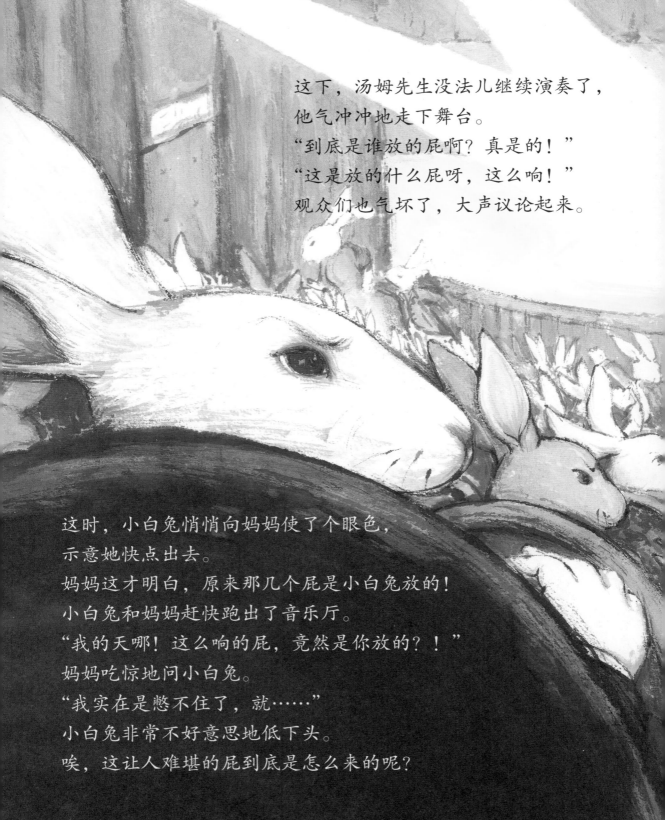

这下，汤姆先生没法儿继续演奏了，
他气冲冲地走下舞台。
"到底是谁放的屁啊？真是的！"
"这是放的什么屁呀，这么响！"
观众们也气坏了，大声议论起来。

这时，小白兔悄悄向妈妈使了个眼色，
示意她快点出去。
妈妈这才明白，原来那几个屁是小白兔放的！
小白兔和妈妈赶快跑出了音乐厅。
"我的天哪！这么响的屁，竟然是你放的？！"
妈妈吃惊地问小白兔。
"我实在是憋不住了，就……"
小白兔非常不好意思地低下头。
唉，这让人难堪的屁到底是怎么来的呢？

22

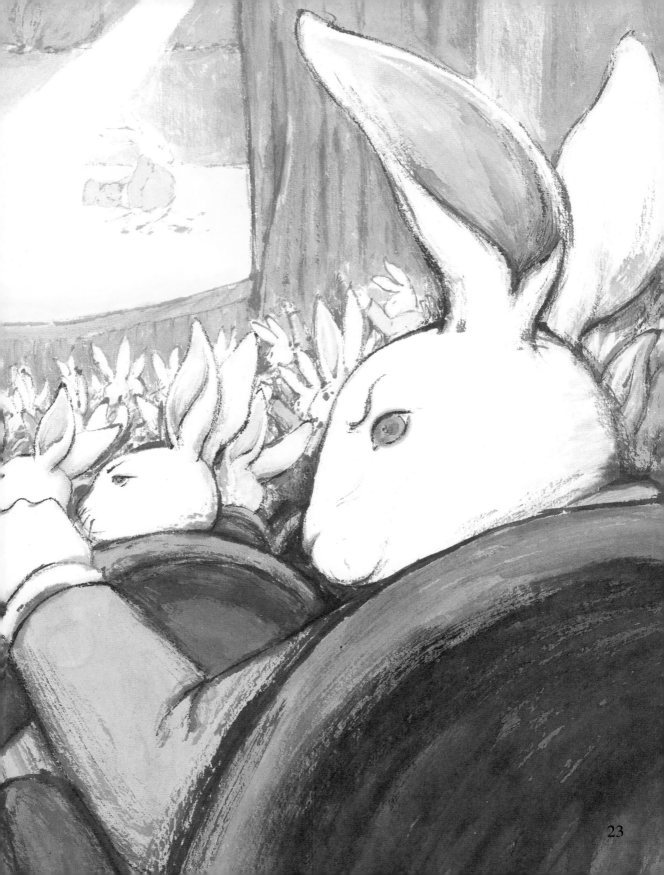

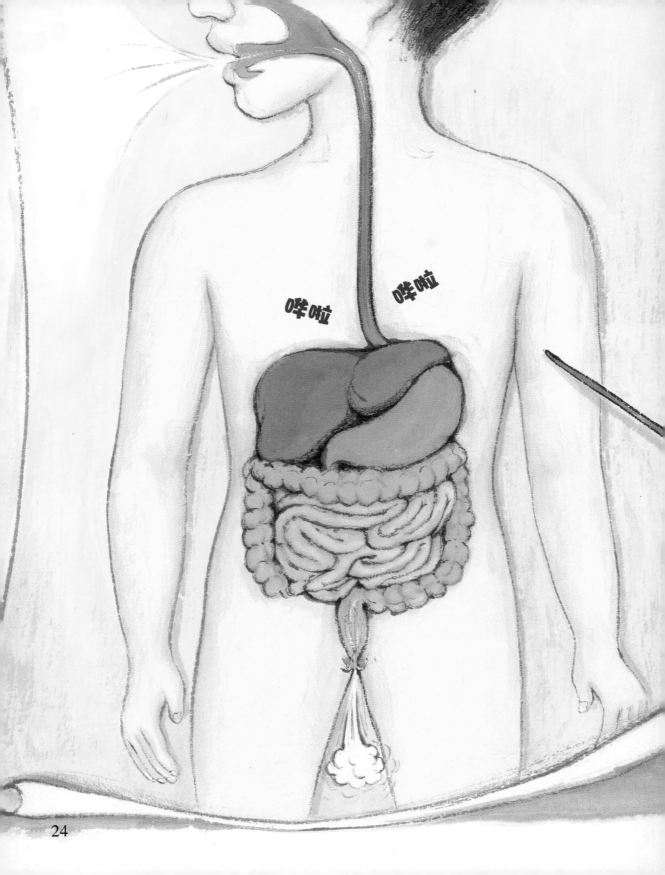

其实，屁是我们身体里的一种气体。
肠消化食物时不断地蠕动，就会产生气体，
我们呼吸时也会把空气吸进体内，
这些气体被排出体外时，会发出"噗噗"的声音。

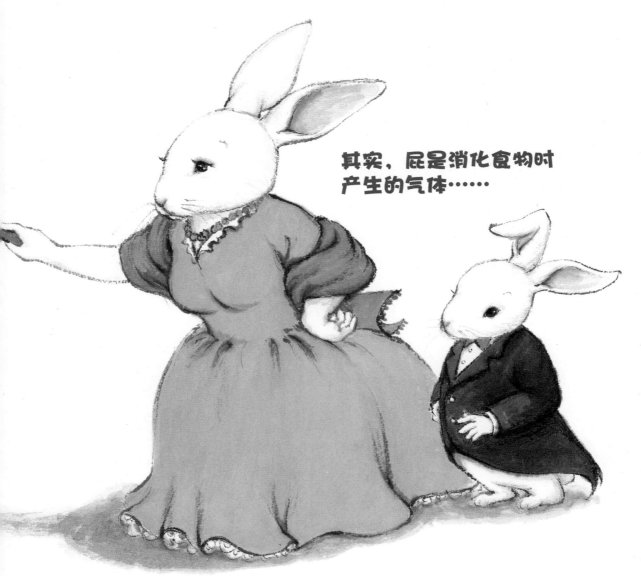

其实，屁是消化食物时
产生的气体……

屁并不都是一样的，有些屁的味道特别难闻。

为什么会这样呢?

那是因为，食物没有被及时转化成便便排出体外，

而是一直停留在体内。

这样，屁就会变得特别特别臭。

所以，我们一定要养成每天都排便的习惯。

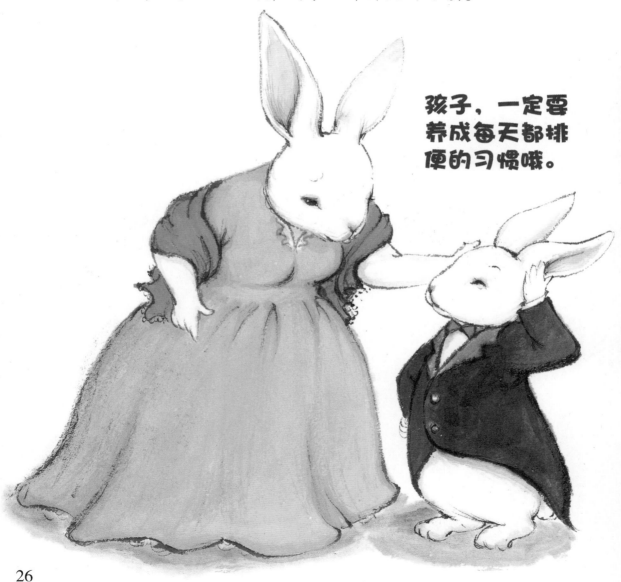

孩子，一定要养成每天都排便的习惯哦。

26

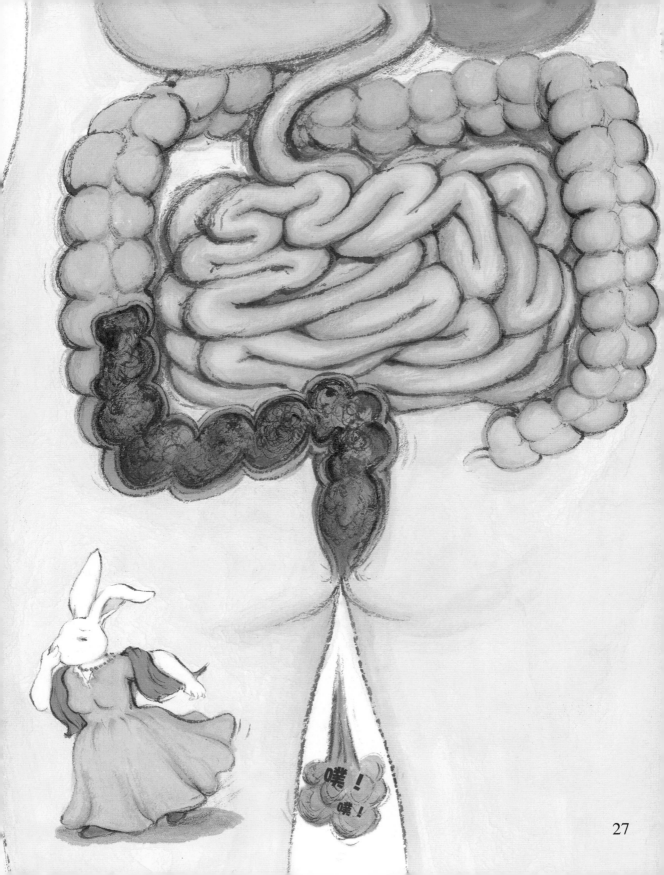

27

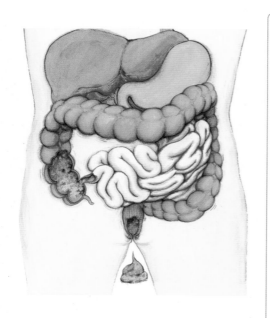

便便是身体不需要的残渣

只有吸收了足够的营养，生物才能存活。食草动物通过吃草、树叶等获取营养，食肉动物则通过吃比自己弱小的动物来获取营养。

我们吃的食物中，营养成分和水分由各个消化器官吸收，并转化为能量，剩下的对身体没用的残渣则会被排出体外。这些被排出的东西就是粪便。消化过程中会产生气体，当气体聚集、压力变大时，它们会从肛门排出，就形成了屁。

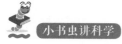

屁和便便是怎么来的？

▼人们通过摄取食物为身体提供必需的营养，从而获得能量。

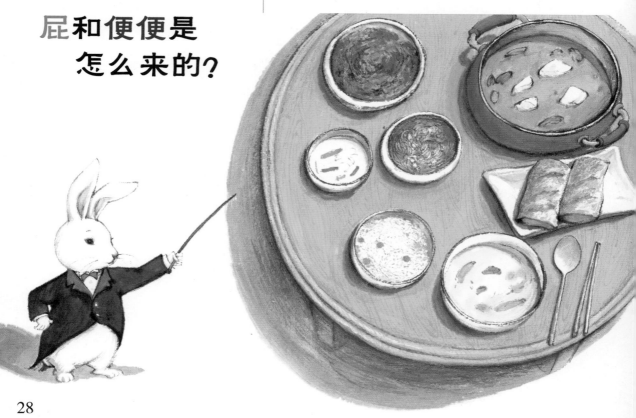

消化器官

　　我们吃下的食物必须经过消化器官的消化分解，才能被身体吸收。负责消化的器官依次为口腔—食道—胃—小肠—大肠—肛门。另外，还有一些消化腺也会分泌消化液来帮助消化，这些消化腺主要包括唾液腺、胃腺、肝脏、胰腺、肠腺等。

　　首先，我们用牙齿把食物嚼碎，食道会慢慢把嚼碎的食物送到胃里。胃分泌出的胃液可以使食物得到进一步消化。之后，食物进入小肠，小肠分泌出肠液，继续消化食物，并从中吸收营养。最后，食物残渣进入大肠。大肠把食物残渣中的水分吸收干净，最终残渣通过肛门排出体外。

① 食道：食物进入胃的通道
② 胃：把食物消化成粥状物
③ 十二指肠：使食物与胆汁、胰液融合
④ 小肠：消化食物并吸收营养
⑤ 大肠：吸收残渣中剩余的水分
⑥ 肝脏：分泌胆汁，吸收营养
⑦ 直肠
⑧ 肛门：大便从身体内部排出体外的通道

我们吃的食物经过消化后分成营养成分、水分和残渣三部分。

营养成分　水分　残渣　　食物

血管

大肠

小肠

直肠

肛门

粪便

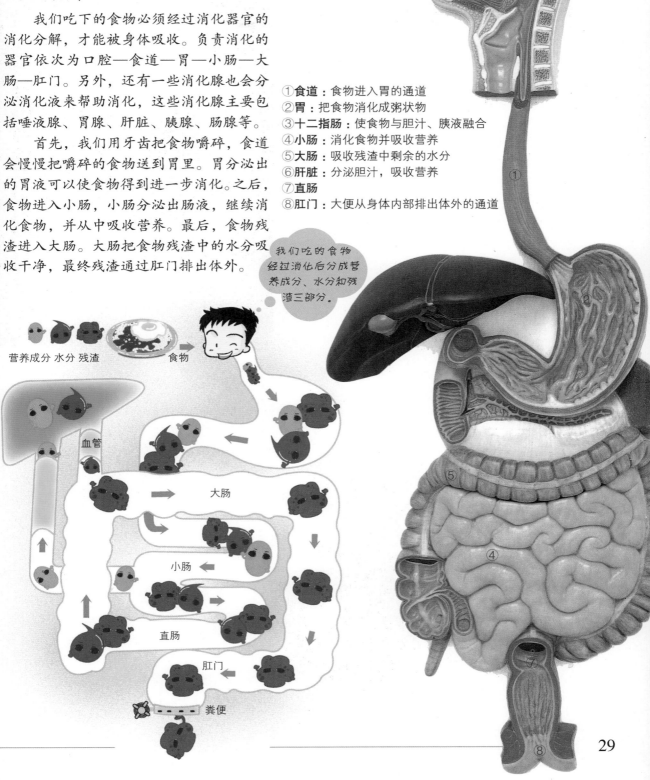

屁是消化的副产物

放屁是人体正常的生理活动。但是，在公共场合放屁会让人很尴尬。那么，屁到底是怎么产生的呢？

大肠里生活着各种各样的微生物。这些微生物通过分解食物残渣获取营养，维持生存。在这个过程中会产生气体，这些气体与我们呼吸时吸入的空气混合，并通过肛门排出体外，就形成了屁。

未被消化的食物残渣越多，放屁就越频繁。吃大麦饭放屁较多，就是因为大麦饭中含有大量不易消化的纤维质。

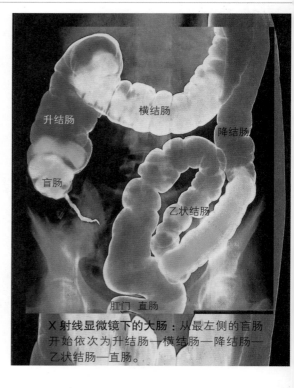

升结肠

横结肠

降结肠

盲肠

乙状结肠

肛门 直肠

X 射线显微镜下的大肠：从最左侧的盲肠开始依次为升结肠—横结肠—降结肠—乙状结肠—直肠。

▼ 如果暴饮暴食或吃太凉的食物，可能会腹泻。

暴饮暴食危害大

如果暴饮暴食或吃太凉的食物，就可能会引起腹泻。在炎热的夏天，更容易腹泻。腹泻是身体自我防御的一种方式。换句话说，腹泻是身体在警告我们："肠胃里滋生了有害细菌和病毒啦！要注意喽！"所以，我们不能吃不卫生的食物，还要养成饭前洗手的习惯。

暴饮暴食还会给肠胃造成很大的负担。所以，为了使肠胃正常活动，我们要适量饮食，吃饭时要细嚼慢咽。这样，肠胃才能保持健康。

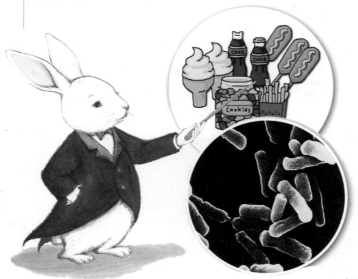

▲ 电子显微镜下的大肠菌

各种各样的动物粪便

吃下肚中的食物不同，粪便的成分和颜色也就各不相同。以蜗牛为例，如果吃红萝卜，它会排出红色粪便，吃卷心菜，它就会排出白色粪便。食草动物以植物为主食，它们的粪便中含有大量纤维质；而食肉动物以比自己弱小的动物为主食，所以它们的粪便中会混有一些动物的毛。

金鱼的粪便
像蚯蚓一样细长。

大象的粪便
大象是食草动物，它的粪便中有很多未被消化的植物根茎类物质。

鸟类的粪便
白色部分为尿液，其余为粪便。

狐狸的粪便
狐狸是食肉动物，它的粪便中夹杂着鸟类或其他动物的毛。

熊猫的粪便
熊猫以竹子为主食，它的粪便中会有未消化的植物叶子或根茎。

山羊的粪便
又黑又圆，形状像黑豆。

图书在版编目（CIP）数据

我的身体真奇妙.7.令人尴尬的屁和便便／（韩）杨胜完文；（韩）金晶惠绘；杨越译．
—青岛：青岛出版社，2016.2（小书虫爱科学）
ISBN 978-7-5552-2311-5

Ⅰ.①我… Ⅱ.①杨… ②金… ③杨… Ⅲ.①人体—儿童读物 Ⅳ.① R32-49

中国版本图书馆 CIP 数据核字 (2016) 第 028088 号

원리친구 과학동화 페이퍼백 40 권
小书虫爱科学系列 40 本
Copyright © 2011 by Xibooks
All rights reserved.
Original Korean edition was published by 2011 by Xibooks
Simplified Chinese Translation Copyright © 2016 by Qingdao Publishing House
Chinese translation rights arranged with 2014 by Xibooks
Through AnyCraft-HUB Corp., Seoul, Korea & Beijing Kareka Consultation Center, Beijing, China.

山东省版权局著作权合同登记号　图字：15-2015-51 号

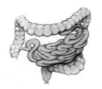

（小书虫爱科学）
我的身体真奇妙·令人尴尬的屁和便便
文字/（韩）杨胜完
绘图/（韩）金晶惠
译者/杨越
出版发行/青岛出版社（青岛市海尔路 182 号，266061）
本社网址/http://www.qdpub.com
邮购电话/13335059110　0532-68068026
责任编辑/周莉
封面设计/智于设计
制版/青岛竖仁广告有限公司
印刷/青岛双星华信印刷有限公司
出版日期/2016 年 7 月第 1 版　2016 年 7 月第 1 次印刷
开本/16 开（889mm×1194mm）
印张/16
字数/160 千
书号/ISBN 978-7-5552-2311-5
定价/104.00 元（全八册）

编校印装质量、盗版监督服务电话　4006532017　0532-68068638
印刷厂服务电话　0532-86828878
本书建议陈列类别：图画书·儿童科普

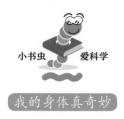

小书虫　爱科学

我的身体真奇妙

神奇的基因
（遗传）

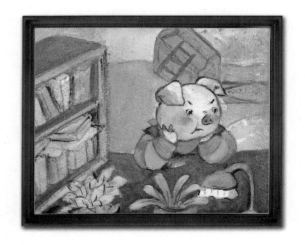

（韩）杨胜完 文｜（韩）李智夜 绘｜金成根 译

青岛出版社
QINGDAO PUBLISHING HOUSE

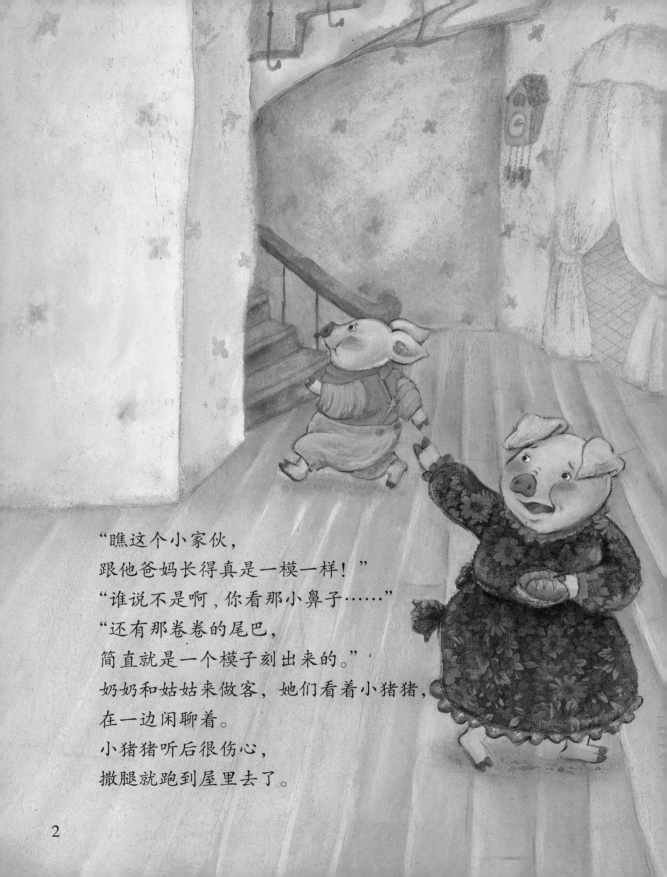

"瞧这个小家伙，
跟他爸妈长得真是一模一样！"
"谁说不是啊，你看那小鼻子……"
"还有那卷卷的尾巴，
简直就是一个模子刻出来的。"
奶奶和姑姑来做客，她们看着小猪猪，
在一边闲聊着。
小猪猪听后很伤心，
撒腿就跑到屋里去了。

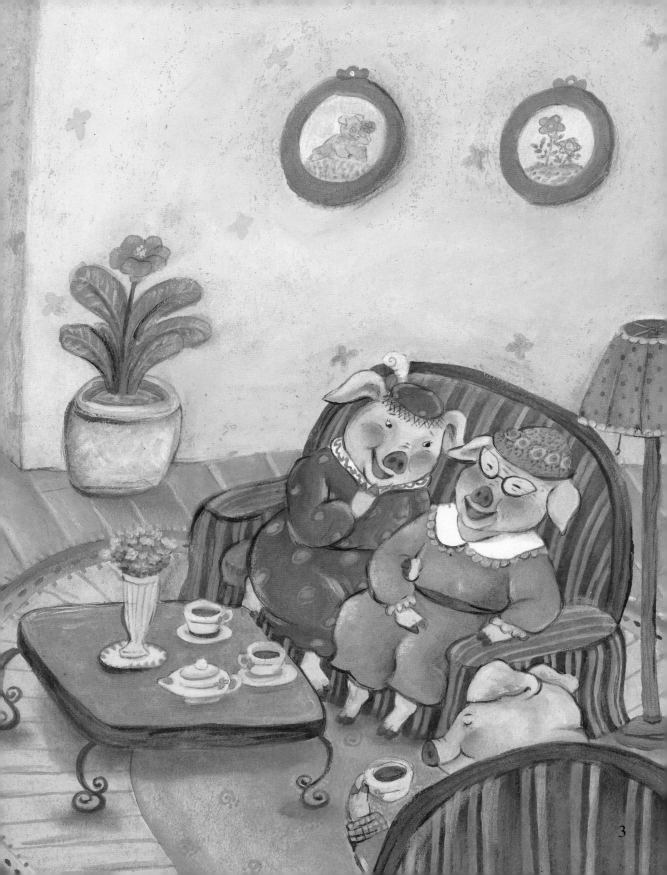

3

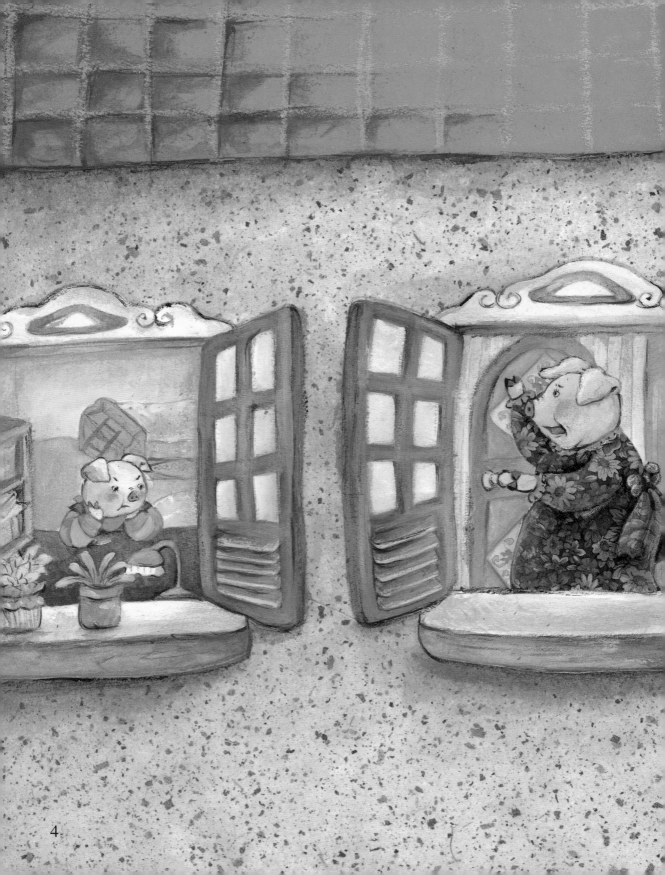

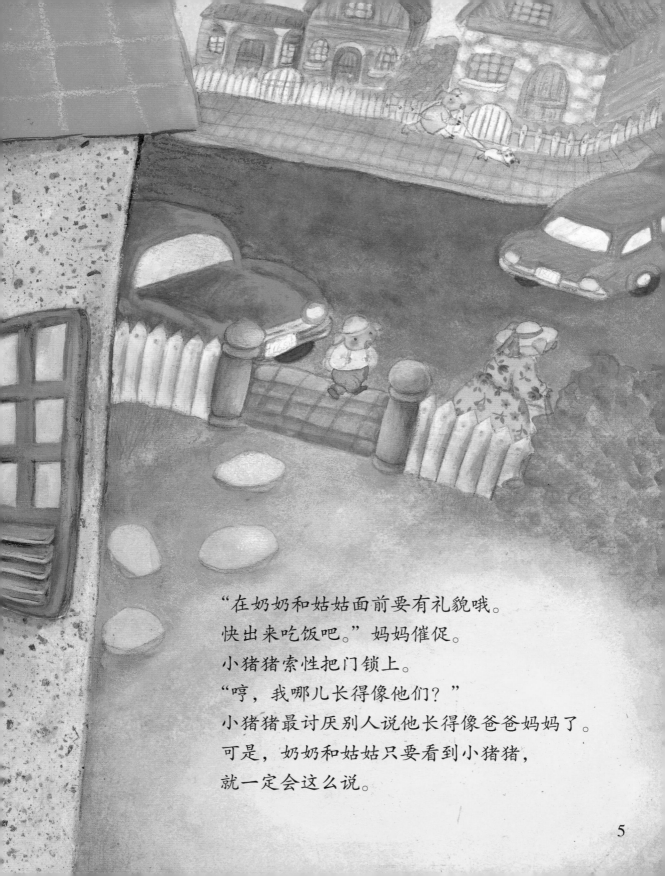

"在奶奶和姑姑面前要有礼貌哦。
快出来吃饭吧。"妈妈催促。
小猪猪索性把门锁上。
"哼，我哪儿长得像他们？"
小猪猪最讨厌别人说他长得像爸爸妈妈了。
可是，奶奶和姑姑只要看到小猪猪，
就一定会这么说。

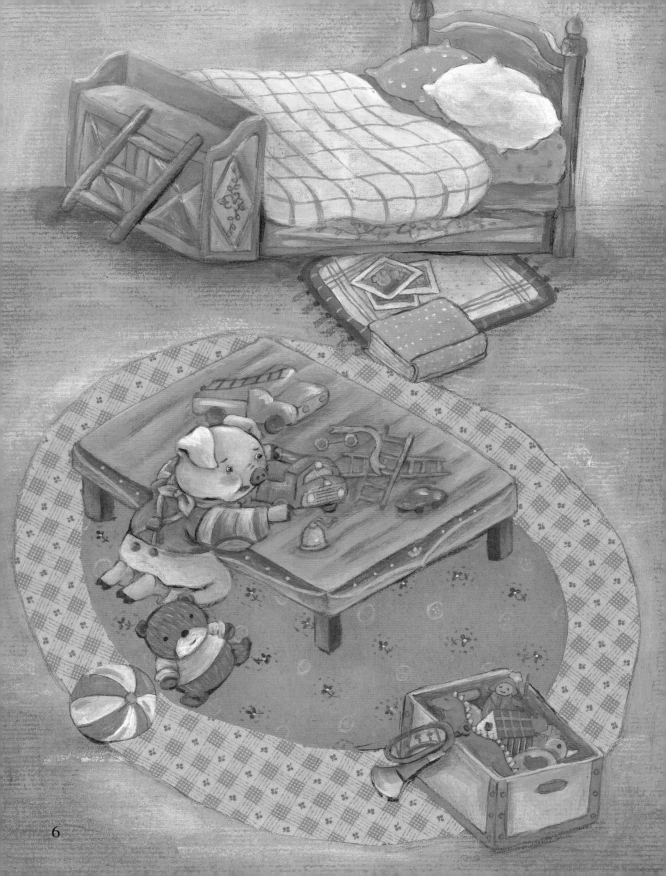

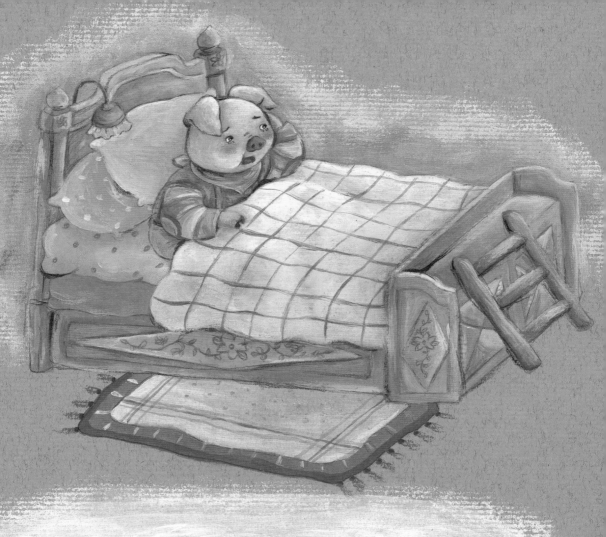

小猪猪待在房间里，无聊极了。
这个时间，电视正播《超级猪宝宝》节目呢，
可他实在不想跟奶奶、姑姑一起看，
便忍住了，蒙头睡大觉。
不知过了多久，小猪猪从梦中醒来，
一看表，已经是深夜了。
肚子"咕噜噜"直叫，
"哎呀，差点饿着肚子就睡过去了！"
小猪猪自言自语。

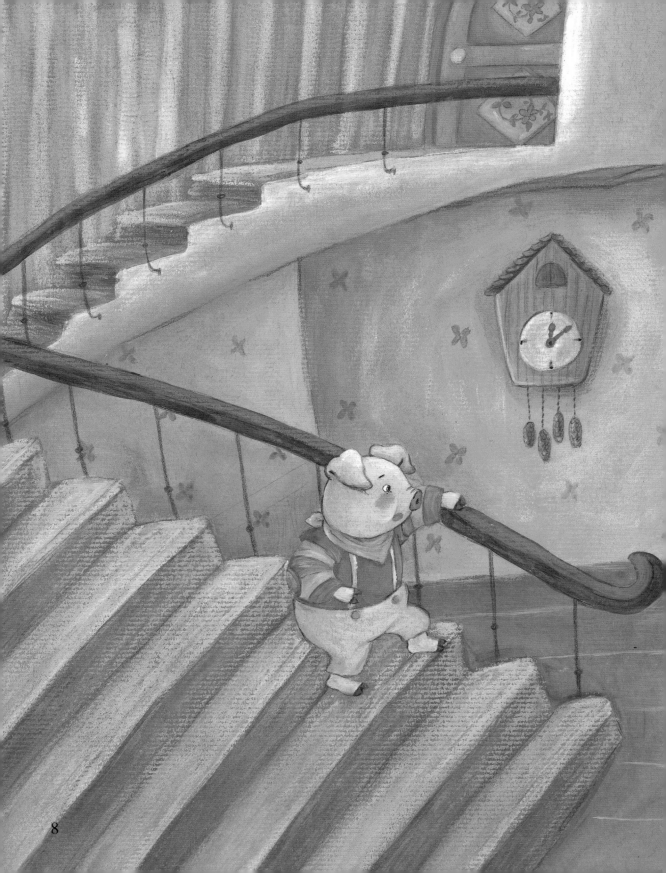

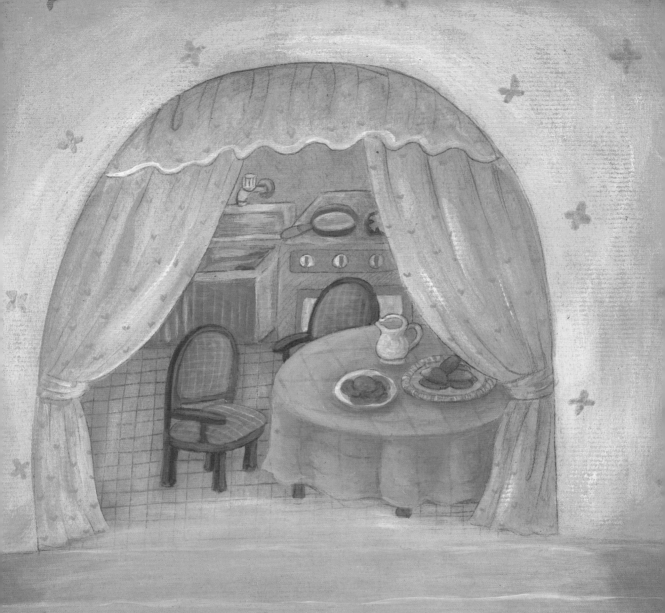

小猪猪走进厨房，只见饭桌上放着一碟地瓜和蒸糕。
这些好吃的是奶奶给他带来的。
小猪猪最喜欢吃地瓜啦，
他津津有味地吃了起来。
就在这时，卧室里传来"哐当"一声。

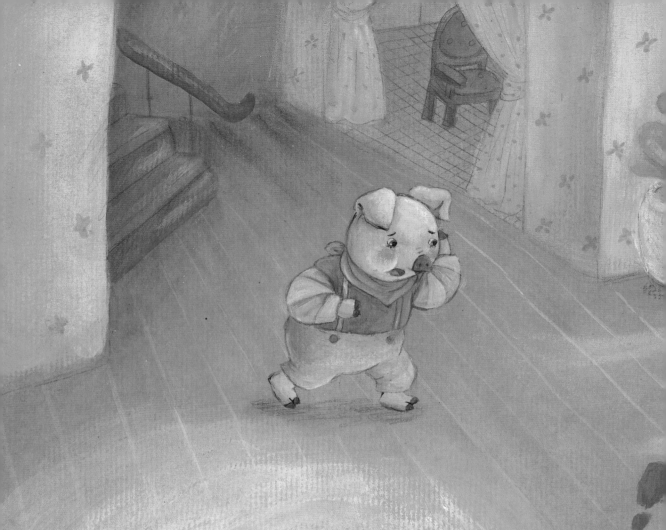

小猪猪到客厅一看，大吃一惊。
客厅里到处都是泥巴脚印！
妈妈可不会放着乱七八糟的客厅不管就睡下。
小猪猪蹑手蹑脚地走到爸爸妈妈的房间门口，
轻轻地抓起门把手，想看看究竟是怎么回事。

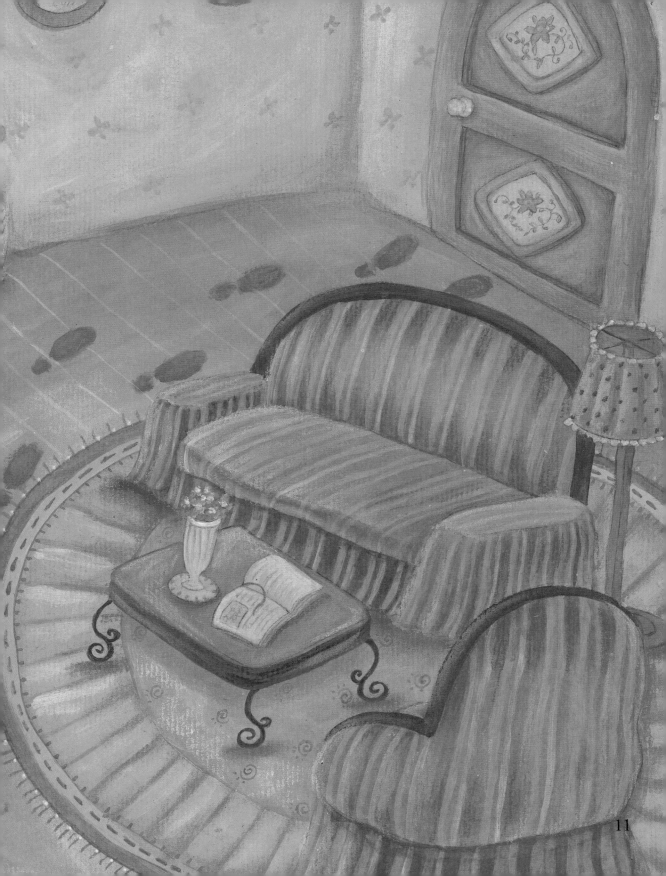

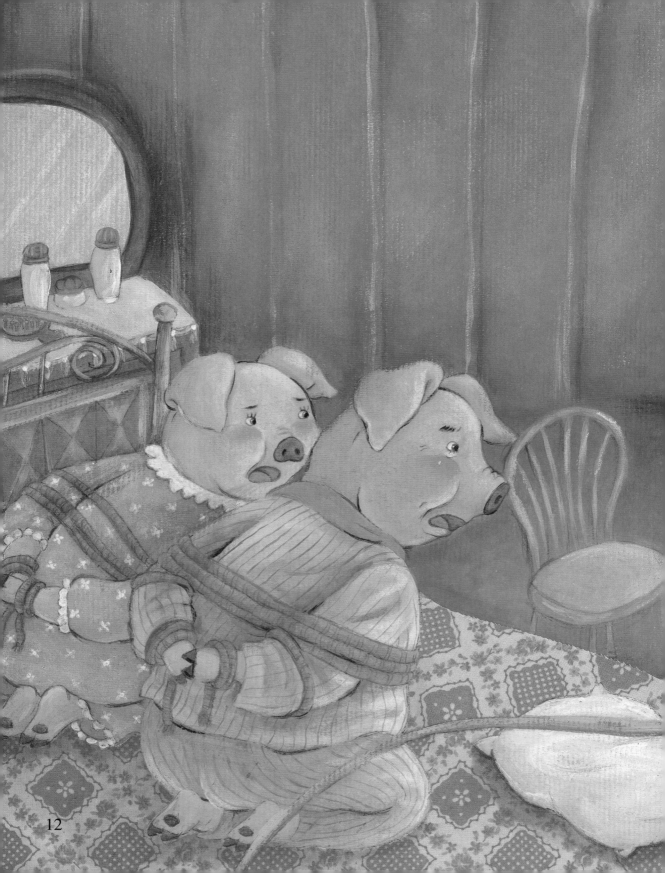

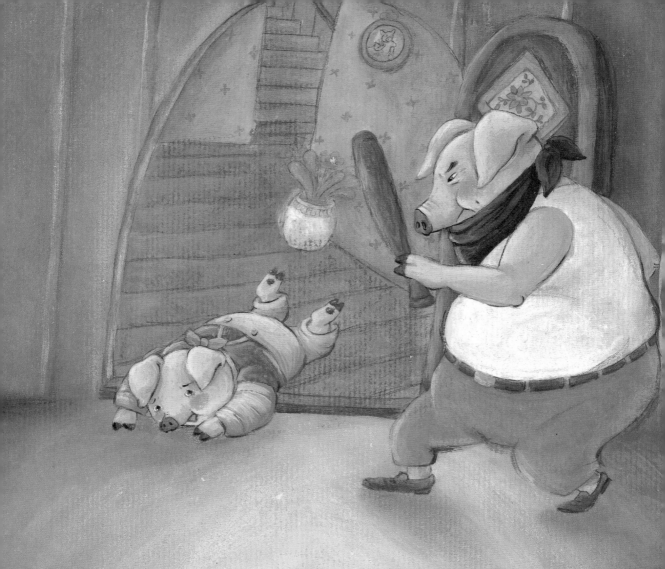

突然，门敞开了，
小猪猪一下子扑倒在地上。
抬头一看，只见一个小偷围着黑色面巾，
手持木棍，正瞪着他呢。
爸爸妈妈被小偷用绳子反绑着。
"小猪猪，你怎么进来了？！"
爸爸妈妈吃惊地喊。

"这小家伙是你儿子？"
小偷掏出手电筒，照照小猪猪的脸，
又照照爸爸妈妈的脸，
"哈哈！"
小偷突然放声大笑。

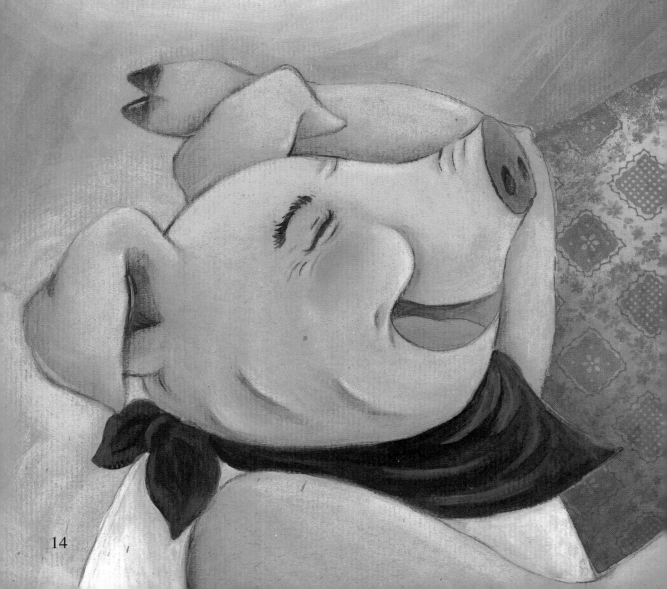

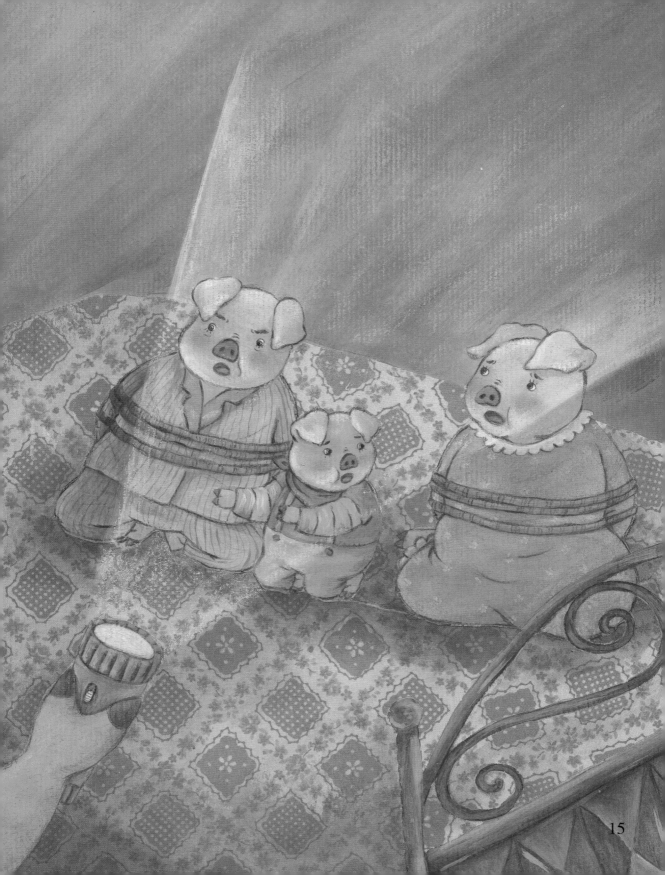

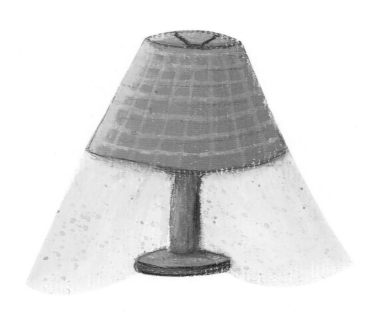

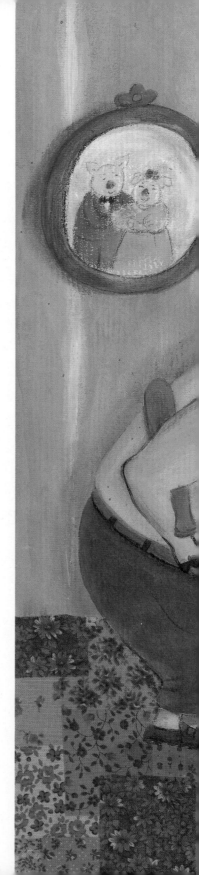

"让我仔细瞧瞧。"

小偷关掉手电筒，打开房间里的灯，

然后，慢条斯理地说：

"哈哈！看来你们真的是一家人，

长得这么像！"

"我才不像他们呢。

我只是还没长开，才会这样。"

小猪猪不服气地反驳。

"小家伙，孩子不像爸妈还能像谁？

这就叫遗传啊。遗传……你知道吧？"

小偷坏笑着捏了捏小猪猪的脸。

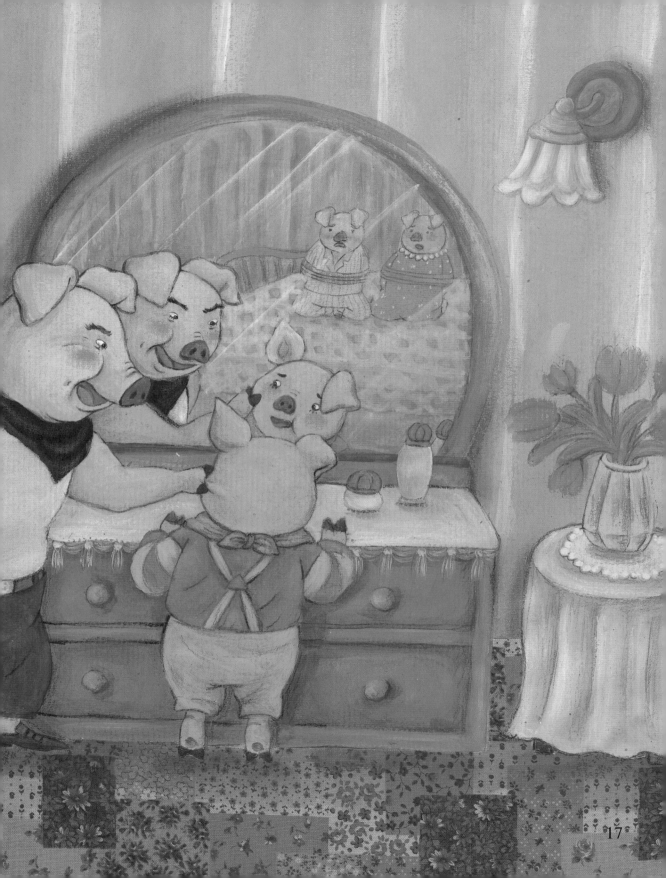

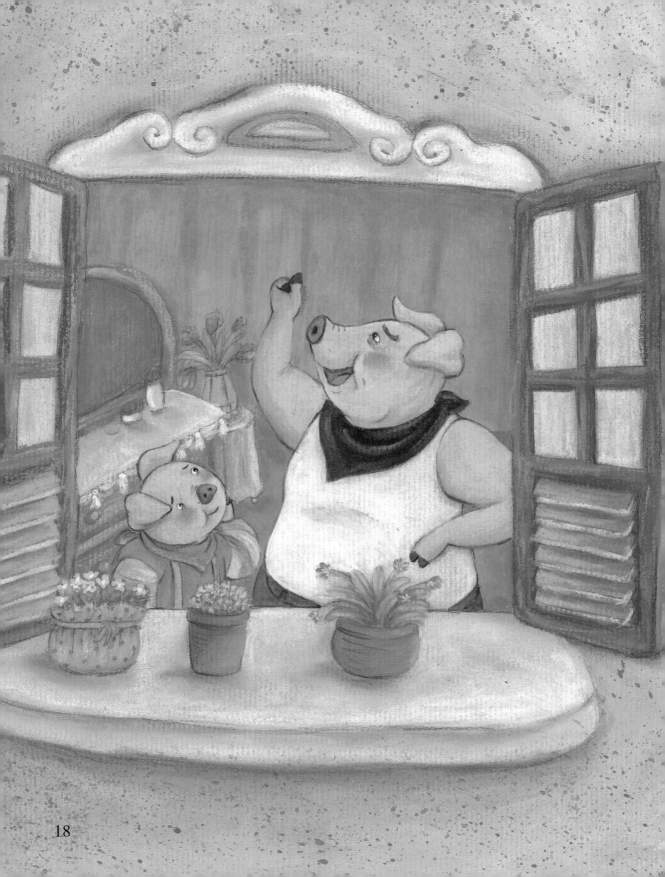

"遗传？遗传是什么？"小猪猪问。
"遗传嘛……"
小偷清了清嗓子，像个老师似的，
一本正经地讲了起来，
"父母把一些特征传给孩子，
孩子就会长得像父母，这就是遗传。
你的鼻子又粗又短，尾巴弯弯的，
这都是因为你遗传了爸妈的基因。
这下知道了吧？"

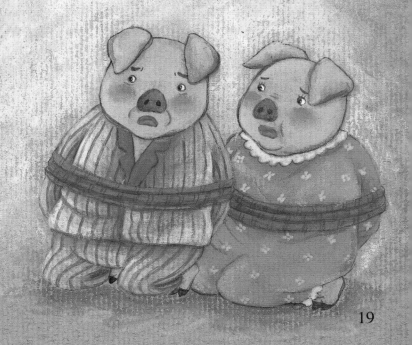

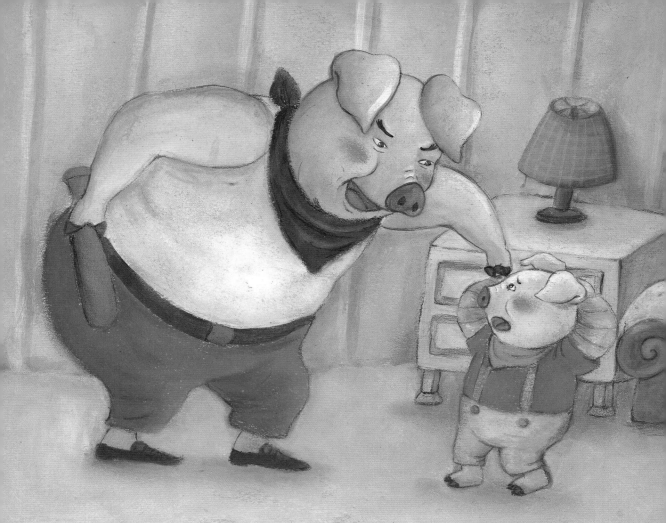

"我身上可没有什么基因，你看，哪儿有呀！"
"基因用眼睛是看不到的，
基因附着在染色体上。
染色体在细胞核里边，
而细胞核在细胞里。
细胞分布在你的全身，
头发上也有，手指甲中也有。
在你还没出生的时候，
这些细胞就已经形成了。"

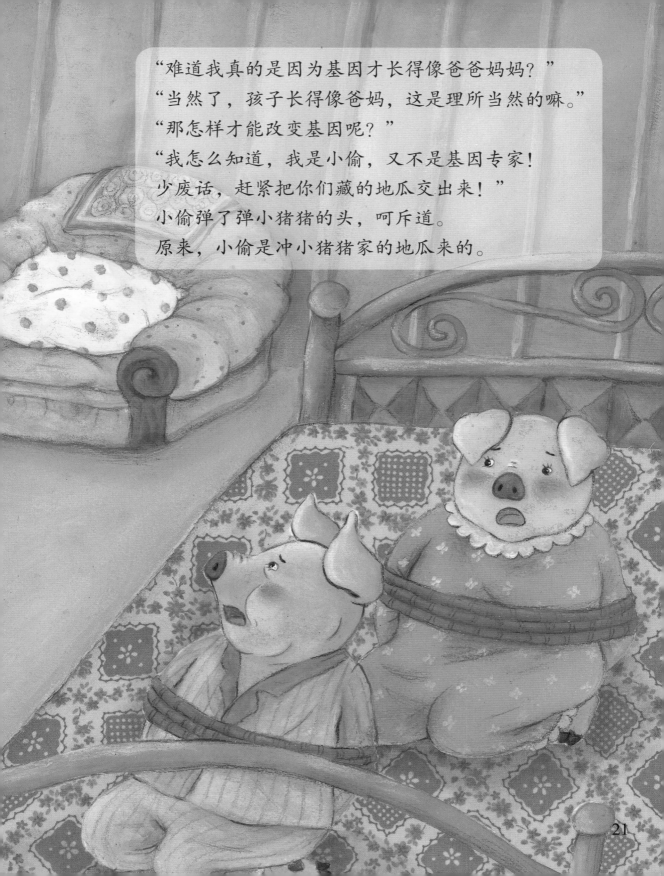

"难道我真的是因为基因才长得像爸爸妈妈？"

"当然了，孩子长得像爸妈，这是理所当然的嘛。"

"那怎样才能改变基因呢？"

"我怎么知道，我是小偷，又不是基因专家！
少废话，赶紧把你们藏的地瓜交出来！"

小偷弹了弹小猪猪的头，呵斥道。

原来，小偷是冲小猪猪家的地瓜来的。

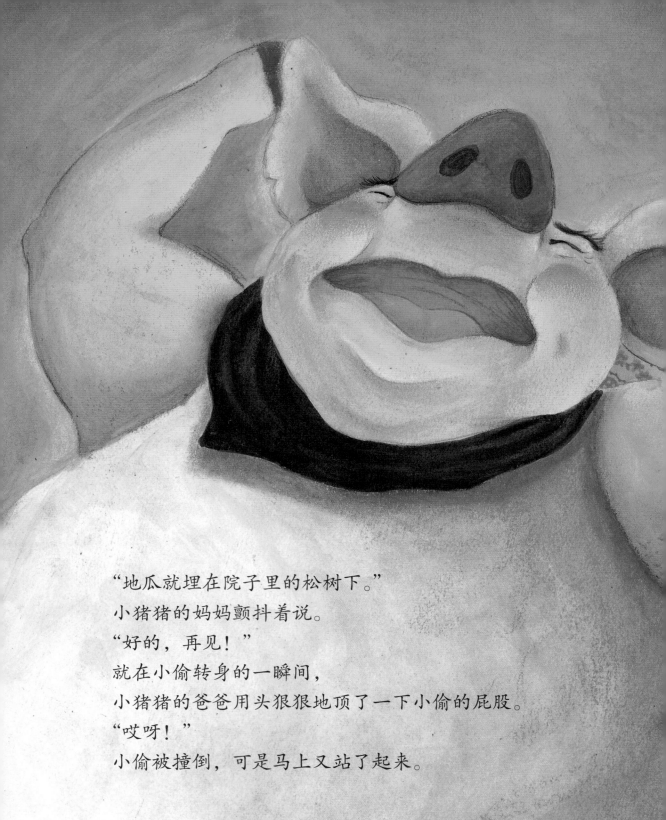

“地瓜就埋在院子里的松树下。”
小猪猪的妈妈颤抖着说。
“好的，再见！”
就在小偷转身的一瞬间，
小猪猪的爸爸用头狠狠地顶了一下小偷的屁股。
“哎呀！”
小偷被撞倒，可是马上又站了起来。

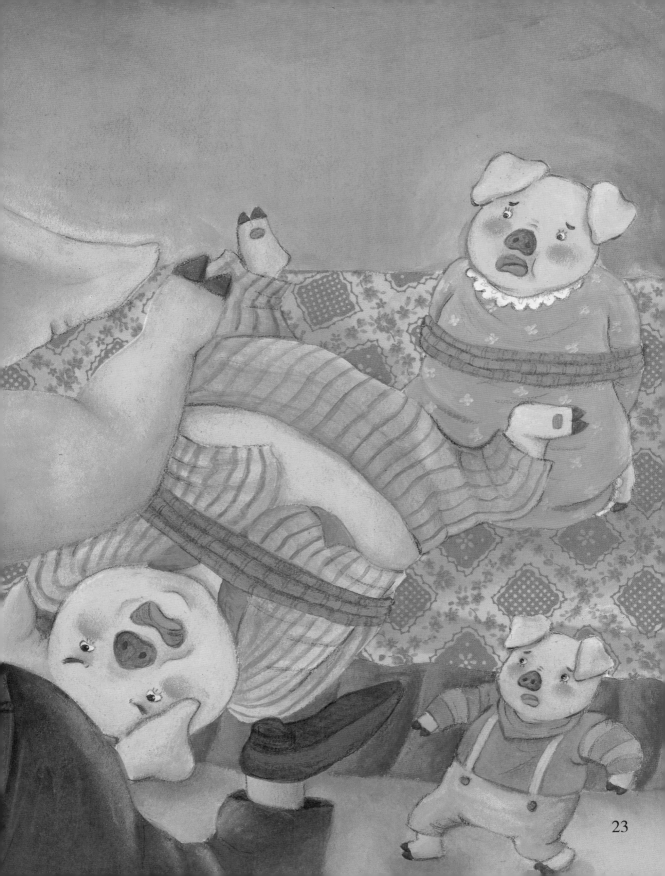

小猪猪一个箭步冲上去，死死地咬住了小偷的尾巴。
"哎呀——"
小偷惨叫着，踢了小猪猪一脚，
小猪猪一下子倒在墙边。
就在这时，妈妈一骨碌站起来，
狠狠地踢向小偷的脸……
最后，小偷被小猪猪一家制服了。
不一会儿，警察来了。
"小家伙，没想到你这么机智，跟你爸妈可真像！"
上警车前，小偷叹服地说。

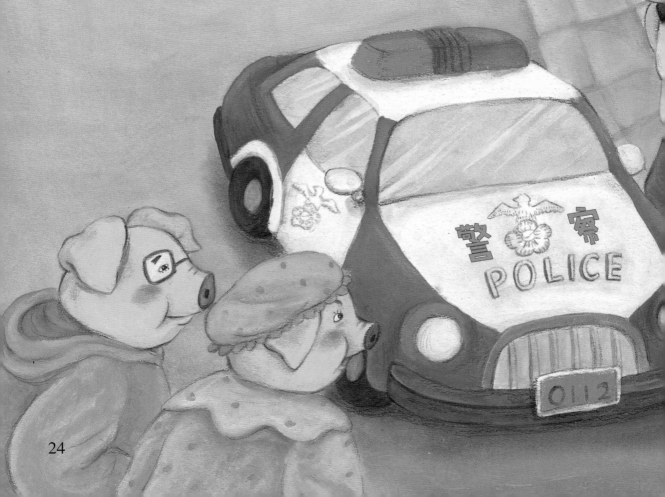

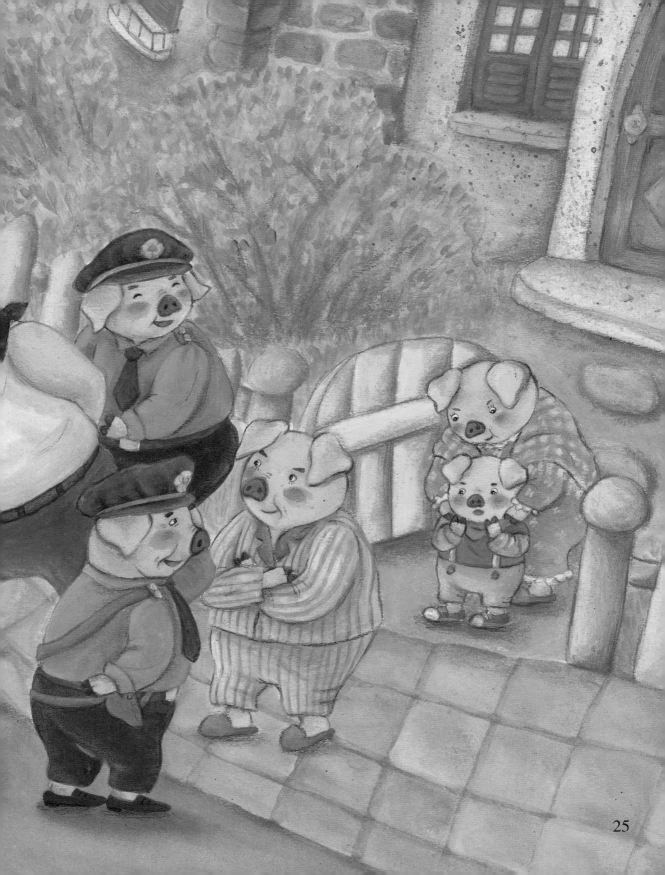

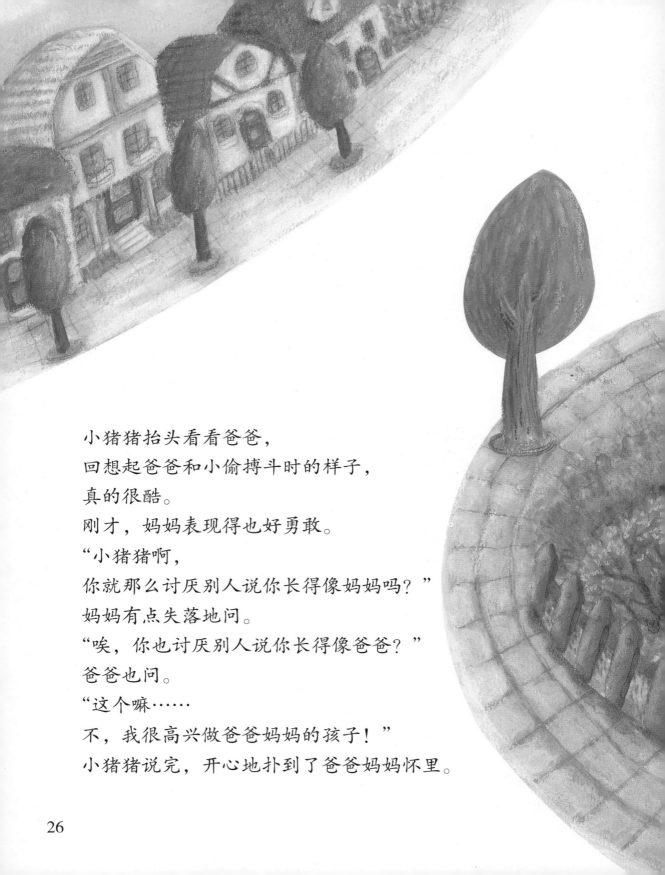

小猪猪抬头看看爸爸，
回想起爸爸和小偷搏斗时的样子，
真的很酷。
刚才，妈妈表现得也好勇敢。
"小猪猪啊，
你就那么讨厌别人说你长得像妈妈吗？"
妈妈有点失落地问。
"唉，你也讨厌别人说你长得像爸爸？"
爸爸也问。
"这个嘛……
不，我很高兴做爸爸妈妈的孩子！"
小猪猪说完，开心地扑到了爸爸妈妈怀里。

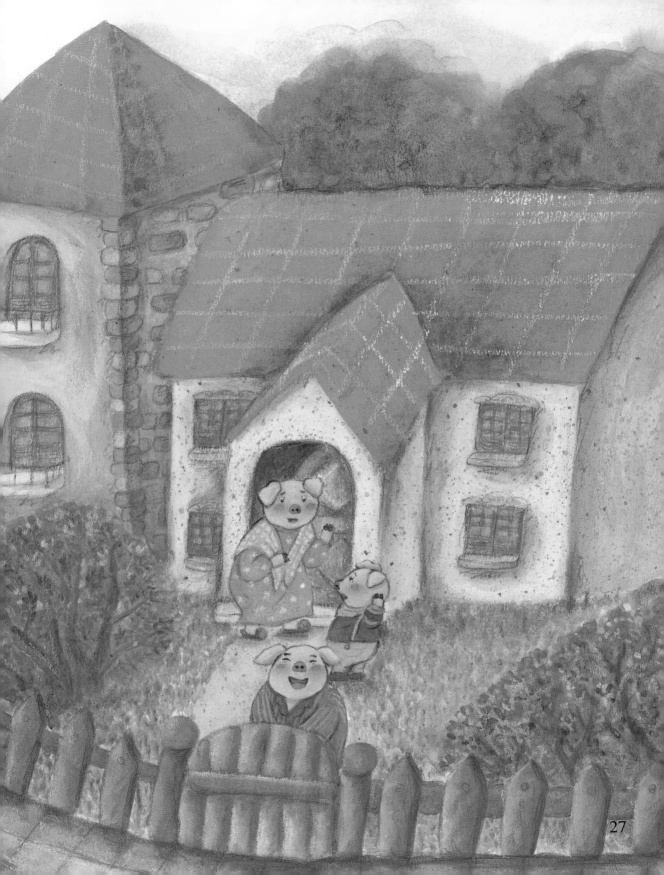

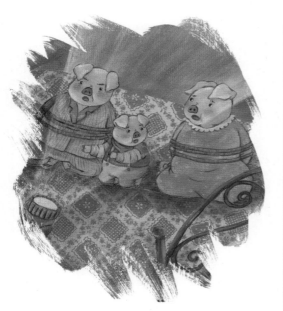

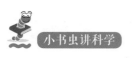
小书虫讲科学

为什么孩子长得像父母？

孩子都长得像父母

　　世界上的孩子都长得像父母，不仅是眼睛、鼻子、耳朵、嘴巴、头发颜色、身高，甚至连性格都像父母。这是因为孩子从父母那里继承了特殊的物质——基因。

　　不仅是我们人类，动物、植物、微生物也是从父母那里继承基因。因此，斑马的幼崽身上会有斑纹，黑色猫咪的幼崽身上会长有黑色的毛，鳄鱼的幼崽身上则有厚厚的"铠甲"。同种生物就是这样通过基因遗传自己的独特特征，不断繁衍后代的。

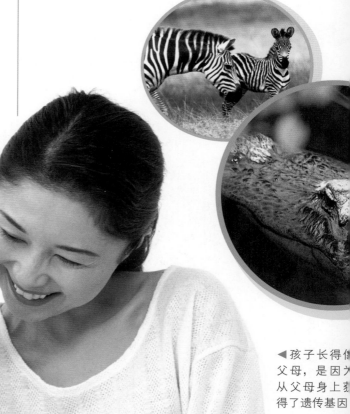

◀孩子长得像父母，是因为从父母身上获得了遗传基因

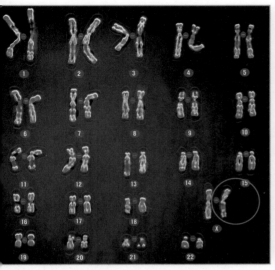

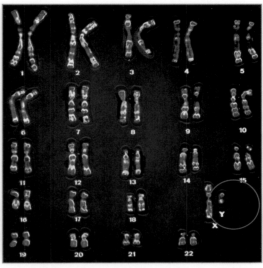

▲ **女性染色体**的最后一对染色体是两个 X 染色体。

▲ **男性染色体**的最后一对染色体是一个 X 染色体及一个 Y 染色体。

携带遗传基因的 DNA

一切生物都由细胞组成，每个细胞有细胞核和细胞质，细胞核中含有染色体。染色体是细胞分裂时产生的许多棒状物质。人体有 23 对染色体，即 46 个染色体。其中，两个染色体是区分性别的性染色体。女性的性染色体为 XX，男性的性染色体为 XY。其余 22 对染色体结构几乎相同，成对分布。

这些染色体中分布着相同的遗传物质——DNA，这些遗传物质决定了人体及其他一切生物的结构特征。

DNA 分子由相互旋转的两条细长的链组成，呈双螺旋形结构。双螺旋结构上排列着腺嘌呤（A）、胸腺嘧啶 (T)、鸟嘌呤 (G)、胞嘧啶 (C) 四种碱基，碱基组成和排列顺序决定了生物的遗传特性。

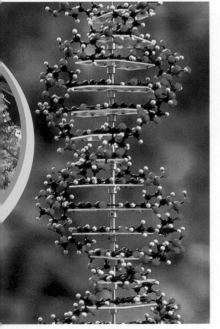

▲ 由于 DNA 呈双螺旋形结构，因此遗传物质的复制也是双倍的。

血型遗传方式

血型也是可遗传的。血型基因分为 A、B、O 三种，其中 A 和 B 为显性基因，O 为隐性基因。A、B 显性基因的性状是可以表现出来的，而隐性基因 O 的性状是不能表现出来的。因此，基因 A 或者 B 与基因 O 组合时，呈显性基因 A 或者 B 的性状。

然而，尽管父母血型为 A 型，孩子的血型也有可能为 O 型。这是因为父母的血型可能是 AO 型血。基因 A 与 B 组合成 AB 型血，基因 A 与 A 组合成 A 型血，而 O 型血只有两个 O 型基因才能组合而成。因此，人的血型分为 A 型、B 型、AB 型及 O 型这四种。

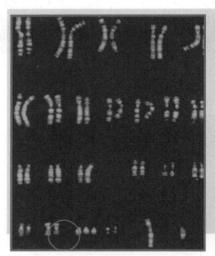

	A	B	O
A	AA	AB	AO
B	AB	BB	BO
O	AO	BO	OO

▲ A 型血的人基因可能是 AA 型，也可能是 AO 型。

基因突变的原因

基因突变是指基因组 DNA 分子发生的突然的、可遗传的变异现象。一天，荷兰科学家德弗里斯（1848-1935）在用月见草做遗传实验的时候，偶然发现了一棵巨大的月见草，他还发现这种新的特质是可遗传的。之后，德弗里斯揭示了基因突变是由于基因的变化和染色体数量及结构的变化而引起的。

基因突变可以在自然状态下发生，也可以人为产生。1927 年，美国科学家马勒用 X 射线处理果蝇，最早人为地诱发了基因突变。

▲ 唐氏综合征是由于人体内多出一条 21 号染色体而导致的一种症状。

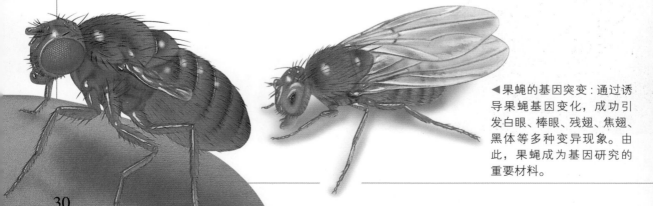

◄果蝇的基因突变：通过诱导果蝇基因变化，成功引发白眼、棒眼、残翅、焦翅、黑体等多种变异现象。由此，果蝇成为基因研究的重要材料。

什么是孟德尔定律

一天，孟德尔选择一对相对性状的豌豆来研究遗传现象。他将纯种黄色豌豆与纯种绿色豌豆进行杂交，培育出了杂交一代（F1），结果均为黄色豌豆。将具有相对性状的纯种杂交后，第一代中只表现出亲本的显性性状的现象，称为显性原则。

之后，孟德尔将第一代进行了自花授粉。第二代（F2）中，黄色豌豆与绿色豌豆的比例为1:3。像这样，杂交二代中，显性性状与隐性性状按一定比率（3:1）分离的现象，我们称为分离定律。

后来，孟德尔又将纯种黄色圆粒豌豆和纯种绿色皱粒豌豆杂交，培育出第一代黄色圆粒豌豆。而在杂交二代中则出现了黄色圆粒、黄色皱粒、绿色圆粒、绿色皱粒四种表现型，其比例为9:3:3:1。通过实验发现，两对相对性状的基因在遗传过程中并没有相互影响，而是彼此独立地进行组合，而且符合显性原则及分离定律，这一现象称为独立分配定律。

上述分离定律和独立分配定律统称为孟德尔定律。

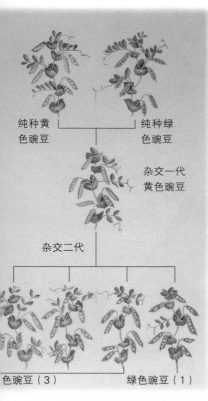

纯种黄色豌豆
纯种绿色豌豆
杂交一代 黄色豌豆
杂交二代
色豌豆（3）
绿色豌豆（1）

▲孟德尔的显性原则和分离定律

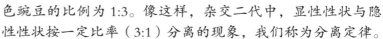
▲孟德尔（1822–1884）通过八年的不断试验，发现了遗传定律。

人类胚胎干细胞的成功培养

自1953年美国沃森和英国克里克提出DNA双螺旋结构以来，遗传学领域获得了前所未有的发展。之后，1996年7月5日，英国爱丁堡卢斯林研究所所长伊恩·维尔穆特和他领导的基因小组从一只母羊身上提取一个体细胞，并将该细胞的基因与另一只母羊身上的卵子（从卵子去掉内核）结合，培育出了小羊多利，首次成功复制出哺乳动物。

2001年，人类基因组图谱得以公布。2004年，人类成功培育出"人类胚胎干细胞"。这一系列的研究成果使治疗脑部疾病、糖尿病、心脏病等疾病成为可能，进而为生命科学研究开辟出一片新的领域。

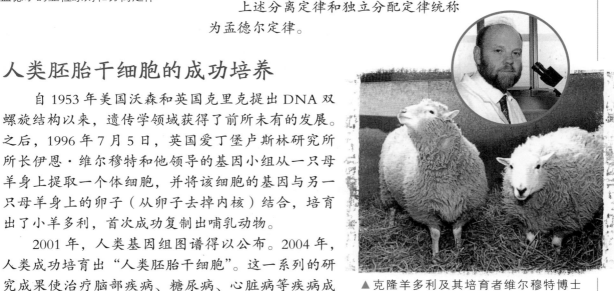
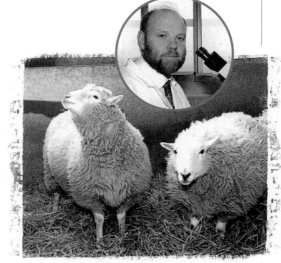
▲克隆羊多利及其培育者维尔穆特博士（圆圈内人物）

图书在版编目（CIP）数据

我的身体真奇妙 . 6. 神奇的基因 /（韩）杨胜完文；（韩）李智夜绘；金成根译 .
—青岛：青岛出版社，2016.2（小书虫爱科学）
ISBN 978-7-5552-2311-5

Ⅰ . ①我… Ⅱ . ①杨… ②李… ③金… Ⅲ . ①人体—儿童读物 Ⅳ . ① R32-49

中国版本图书馆 CIP 数据核字 (2016) 第 028085 号

山东省版权局著作权合同登记号　图字：15-2015-51 号

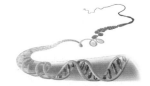

（小书虫爱科学）
我的身体真奇妙·神奇的基因
文字 /（韩）杨胜完
绘图 /（韩）李智夜
译者 / 金成根
出版发行 / 青岛出版社（青岛市海尔路 182 号，266061）
本社网址 / http://www.qdpub.com
邮购电话 / 13335059110　0532-68068026
责任编辑 / 周莉
封面设计 / 智于设计
制版 / 青岛竖仁广告有限公司
印刷 / 青岛双星华信印刷有限公司
出版日期 / 2016 年 7 月第 1 版　2016 年 7 月第 1 次印刷
开本 / 16 开（889mm×1194mm）
印张 / 16
字数 / 160 千
书号 / ISBN 978-7-5552-2311-5
定价 / 104.00 元（全八册）

编校印装质量、盗版监督服务电话　4006532017　0532-68068638
印刷厂服务电话　0532-86828878
本书建议陈列类别：图画书·儿童科普

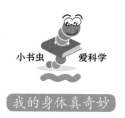

小书虫　爱科学

我的身体真奇妙

人为什么要睡觉
（睡眠）

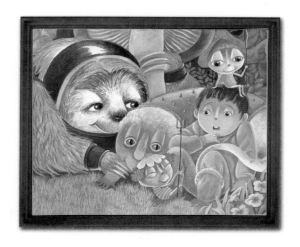

（韩）杨胜完 文 ｜（韩）李明旭 绘 ｜ 金成根 译

青岛出版社
QINGDAO PUBLISHING HOUSE

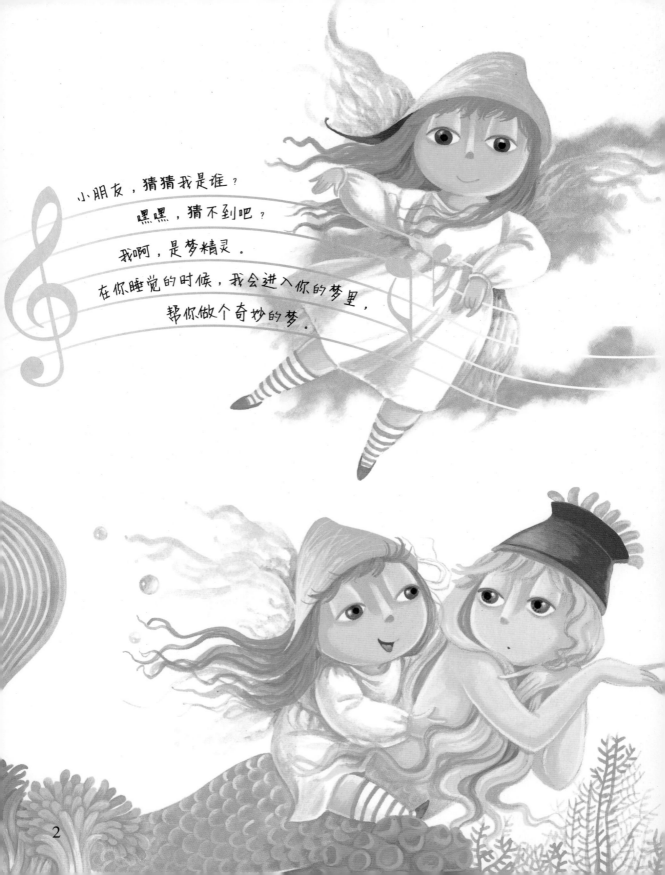

小朋友，猜猜我是谁？

嘿嘿，猜不到吧？

我啊，是梦精灵。

在你睡觉的时候，我会进入你的梦里，

帮你做个奇妙的梦。

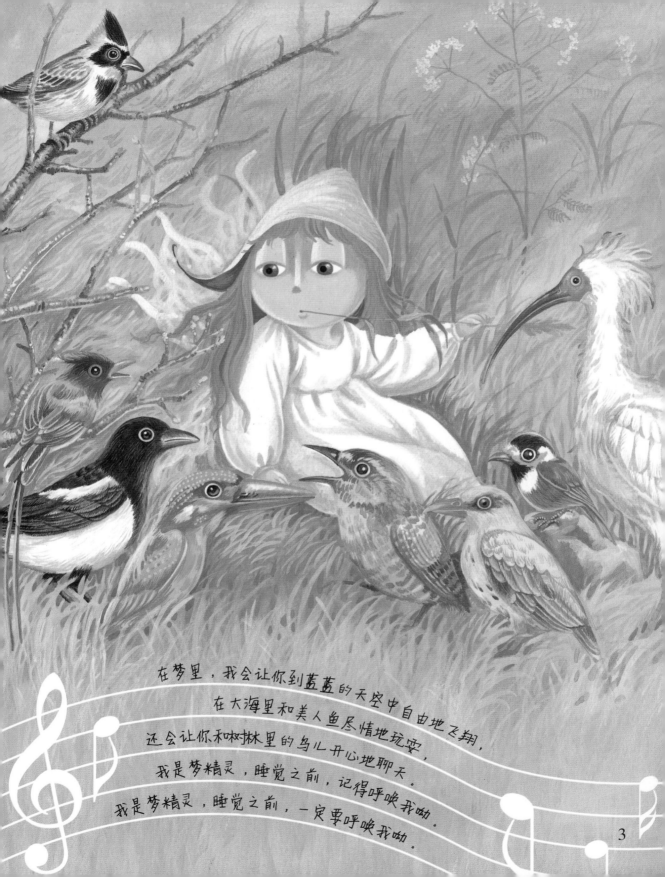

在梦里，我会让你到蓝蓝的天空中自由地飞翔，
在大海里和美人鱼尽情地玩耍，
还会让你和树林里的鸟儿开心地聊天。
我是梦精灵，睡觉之前，记得呼唤我哟。
我是梦精灵，睡觉之前，一定要呼唤我哟。

3

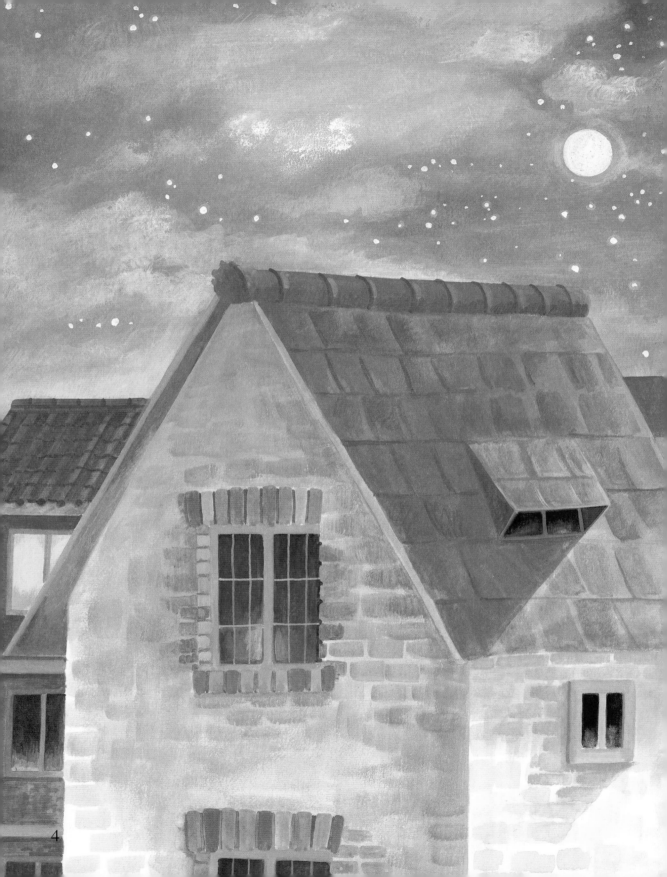

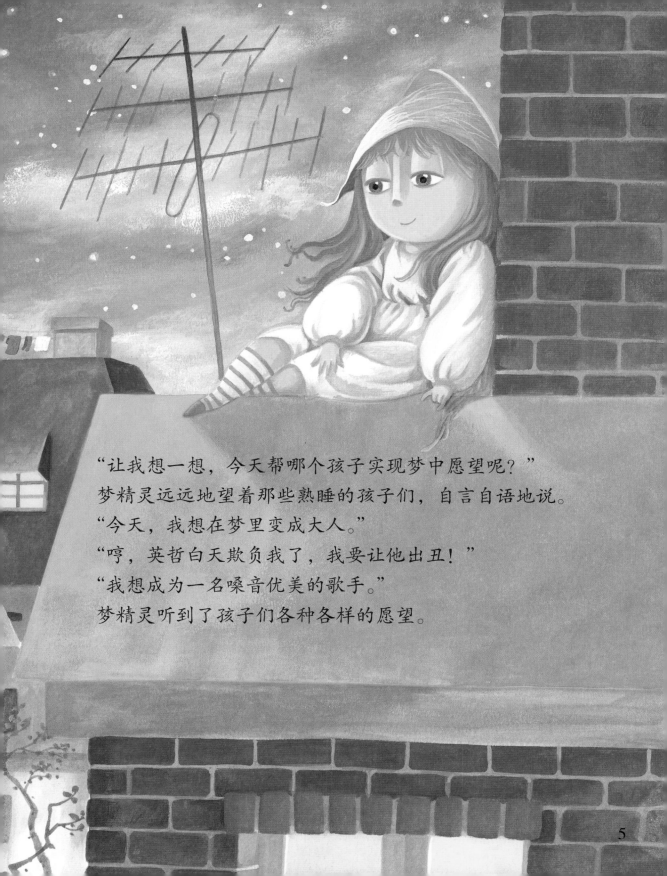

"让我想一想，今天帮哪个孩子实现梦中愿望呢？"
梦精灵远远地望着那些熟睡的孩子们，自言自语地说。
"今天，我想在梦里变成大人。"
"哼，英哲白天欺负我了，我要让他出丑！"
"我想成为一名嗓音优美的歌手。"
梦精灵听到了孩子们各种各样的愿望。

5

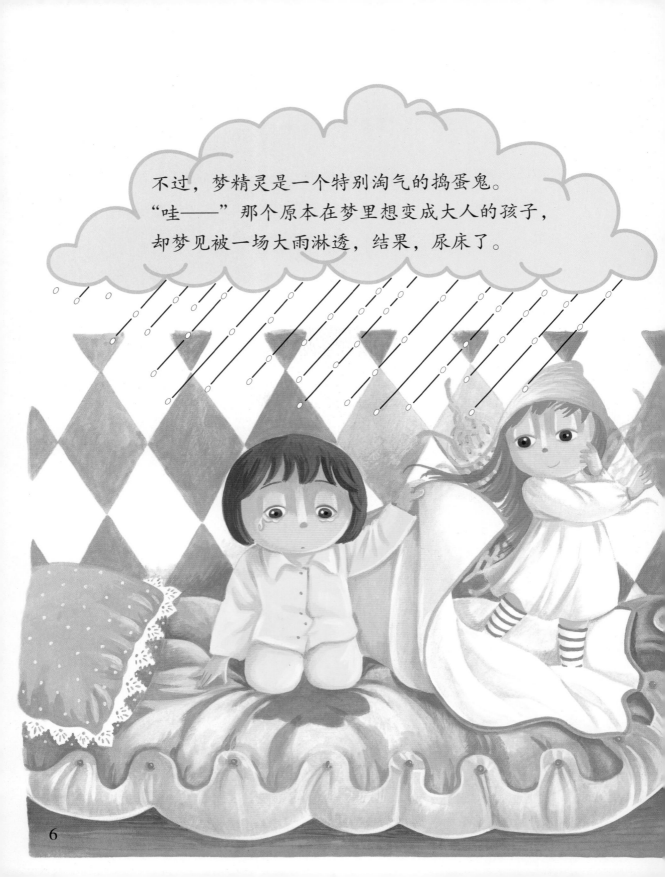

不过，梦精灵是一个特别淘气的捣蛋鬼。
"哇——"那个原本在梦里想变成大人的孩子，
却梦见被一场大雨淋透，结果，尿床了。

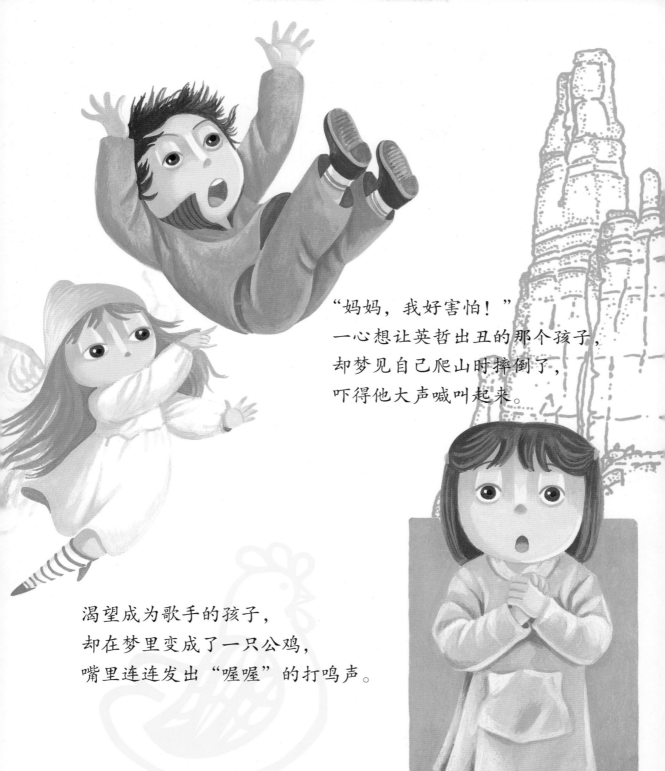

"妈妈，我好害怕！"
一心想让英哲出丑的那个孩子，
却梦见自己爬山时摔倒了，
吓得他大声喊叫起来。

渴望成为歌手的孩子，
却在梦里变成了一只公鸡，
嘴里连连发出"喔喔"的打鸣声。

7

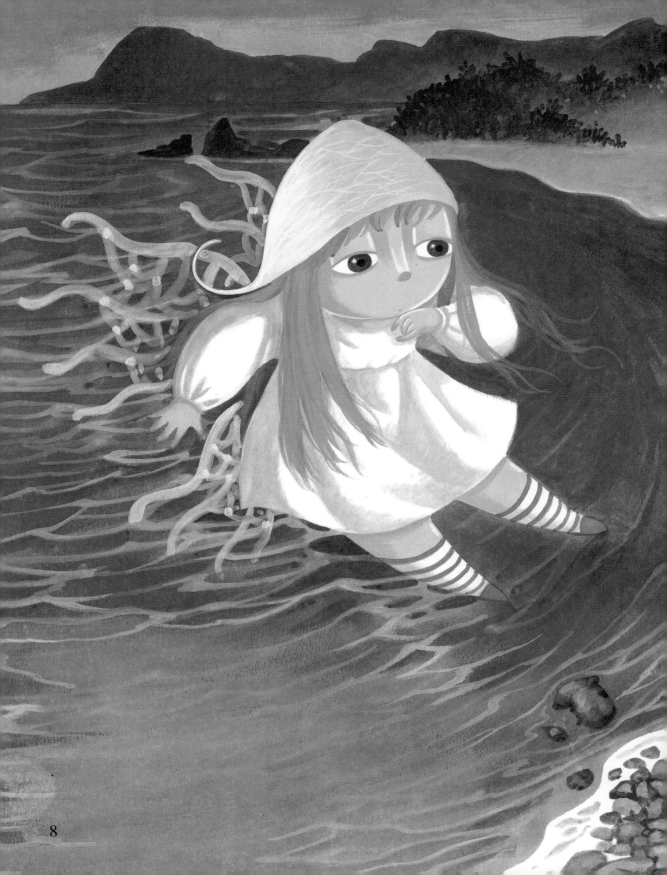

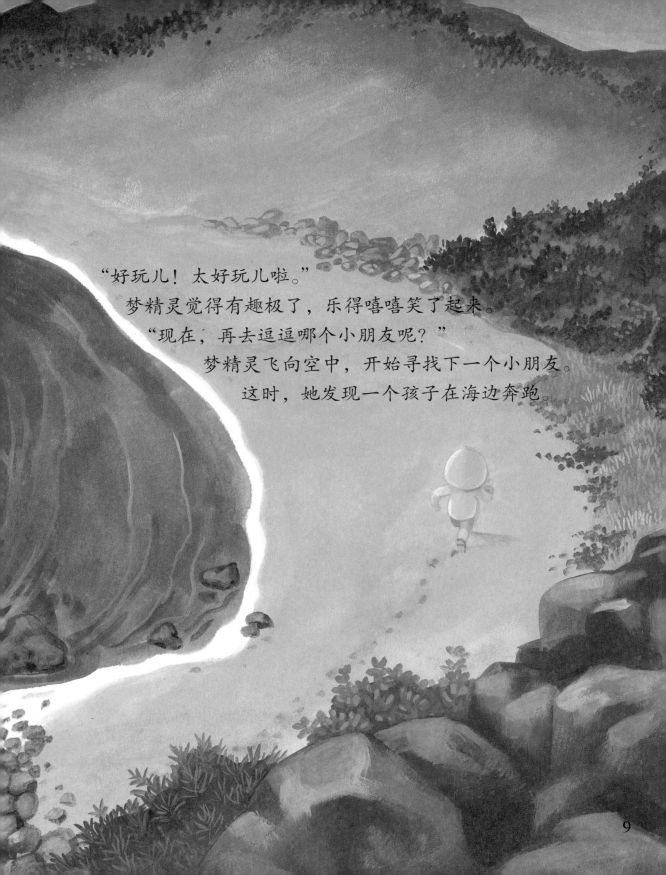

"好玩儿！太好玩儿啦。"

梦精灵觉得有趣极了，乐得嘻嘻笑了起来。

"现在，再去逗逗哪个小朋友呢？"

梦精灵飞向空中，开始寻找下一个小朋友。

这时，她发现一个孩子在海边奔跑。

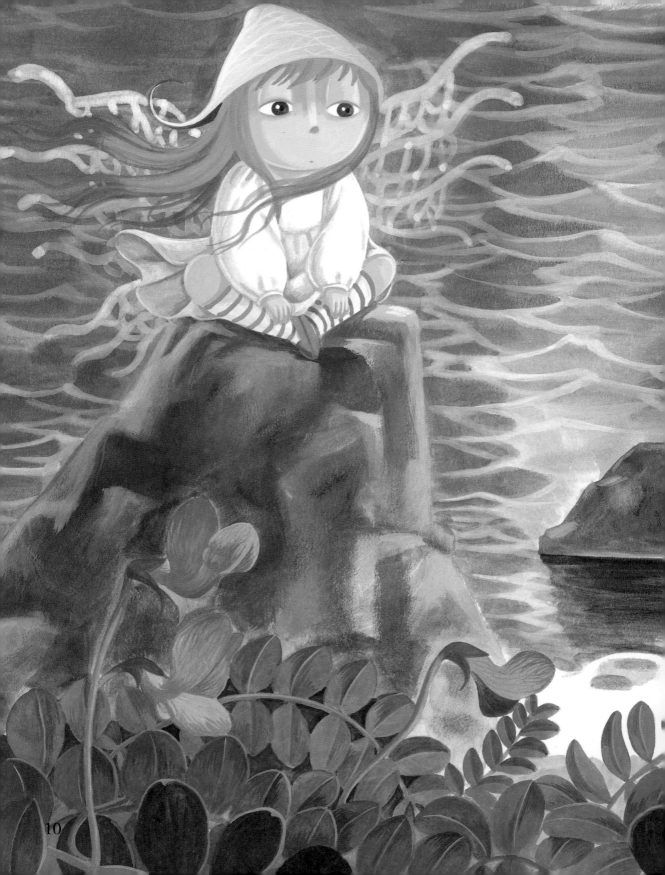

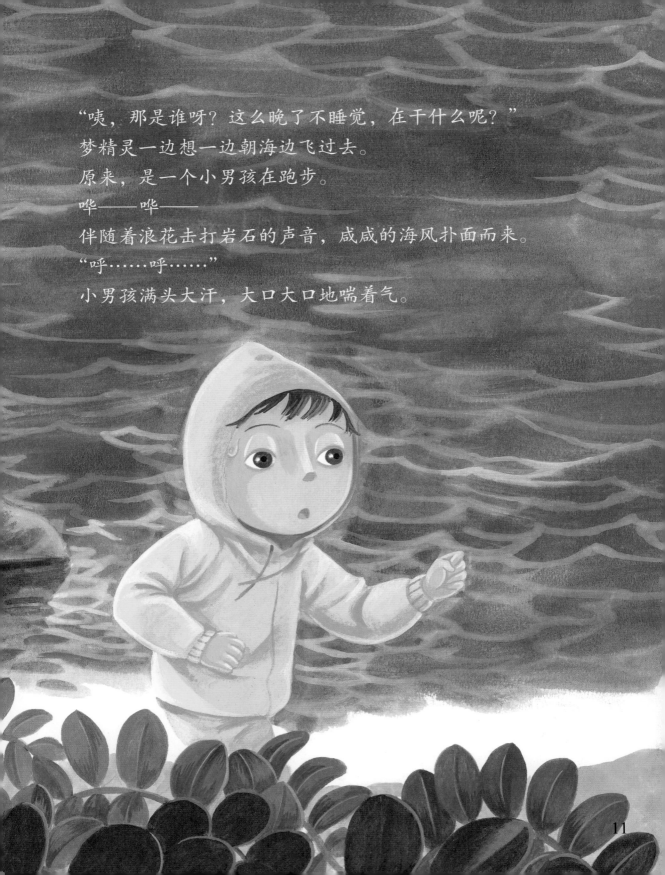

"咦，那是谁呀？这么晚了不睡觉，在干什么呢？"
梦精灵一边想一边朝海边飞过去。
原来，是一个小男孩在跑步。
哗——哗——
伴随着浪花击打岩石的声音，咸咸的海风扑面而来。
"呼……呼……"
小男孩满头大汗，大口大口地喘着气。

11

"喂，停一下！"
梦精灵挡在小男孩面前，喊道。
"你是谁呀？"
"我是给人类带来奇妙梦境的精灵。"
"让开！我不想见到你。"
"你、你说什么？"

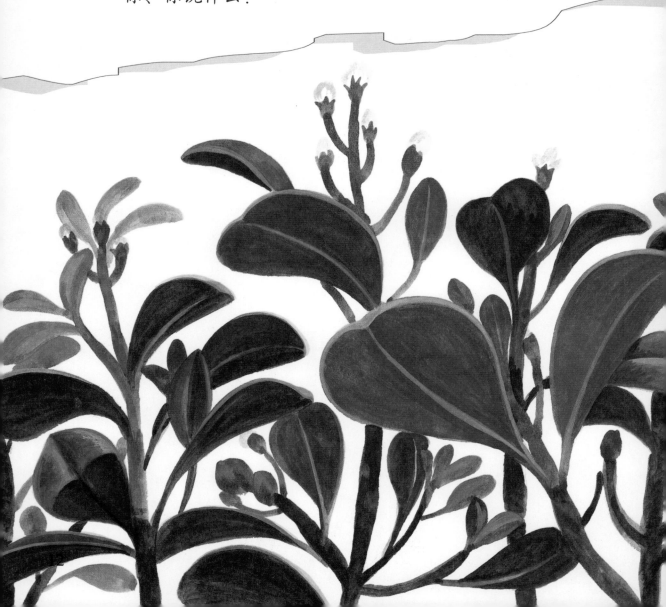

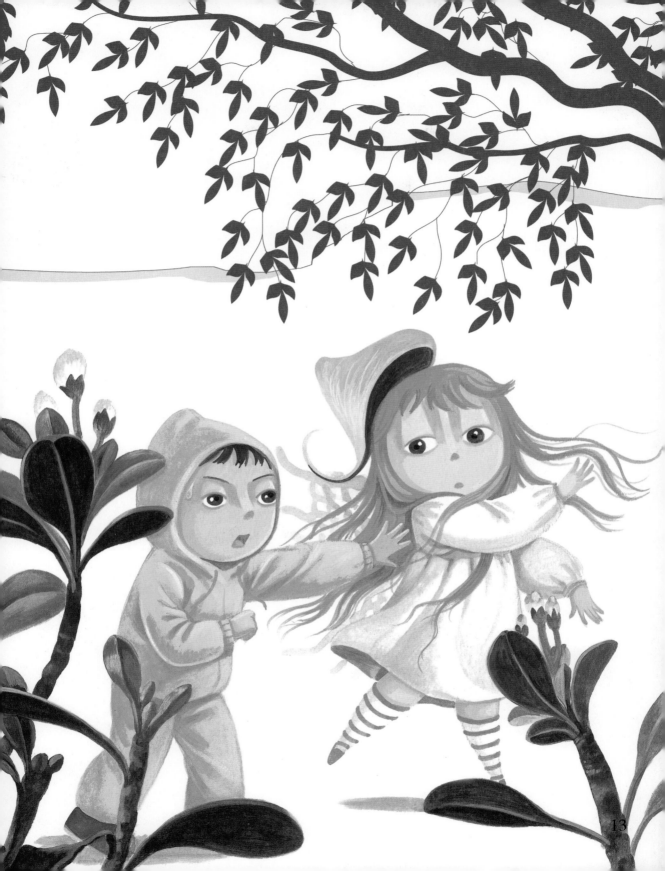

13

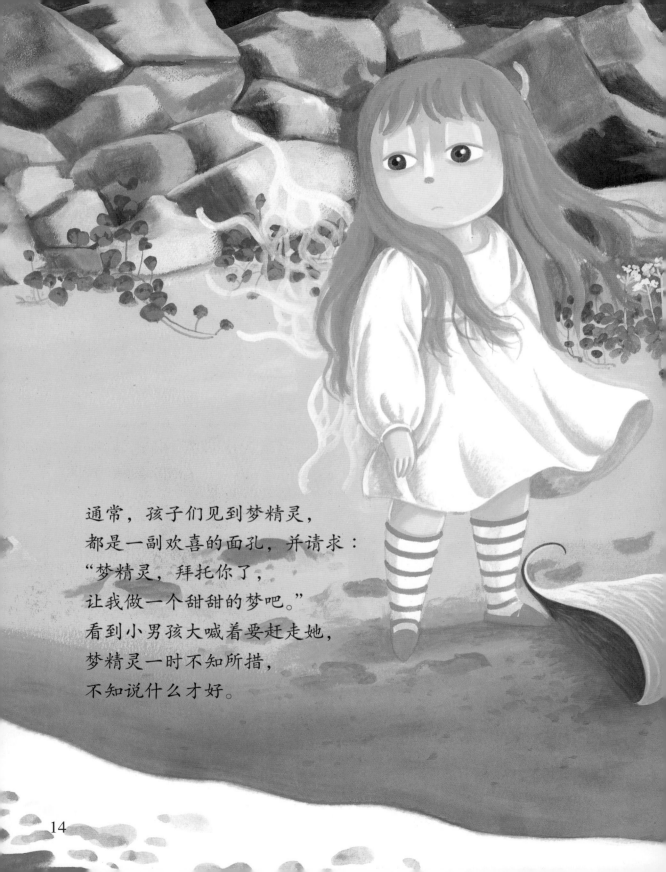

通常，孩子们见到梦精灵，
都是一副欢喜的面孔，并请求：
"梦精灵，拜托你了，
让我做一个甜甜的梦吧。"
看到小男孩大喊着要赶走她，
梦精灵一时不知所措，
不知说什么才好。

"我是一个本领特别强大的精灵哦。
我可以让你在梦里飞翔在天空中，
可以让你和大海里的鲸鱼玩耍，
还可以让你变成世界上最强壮的大力士。"

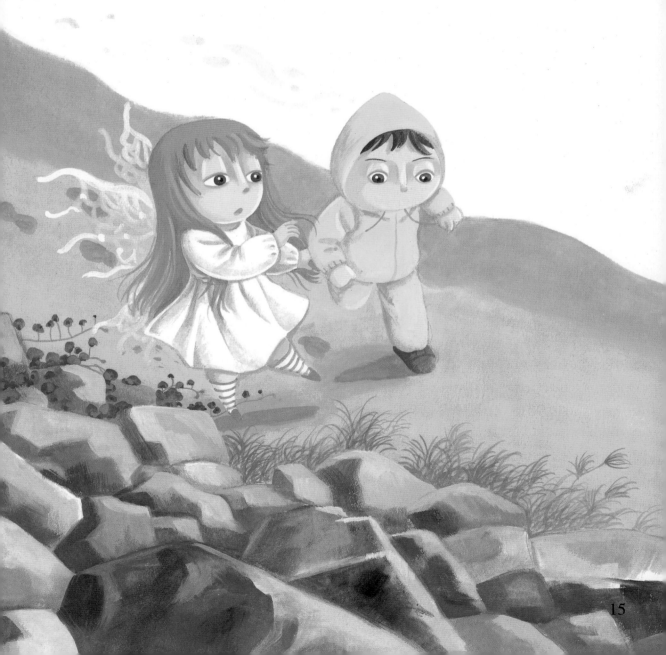

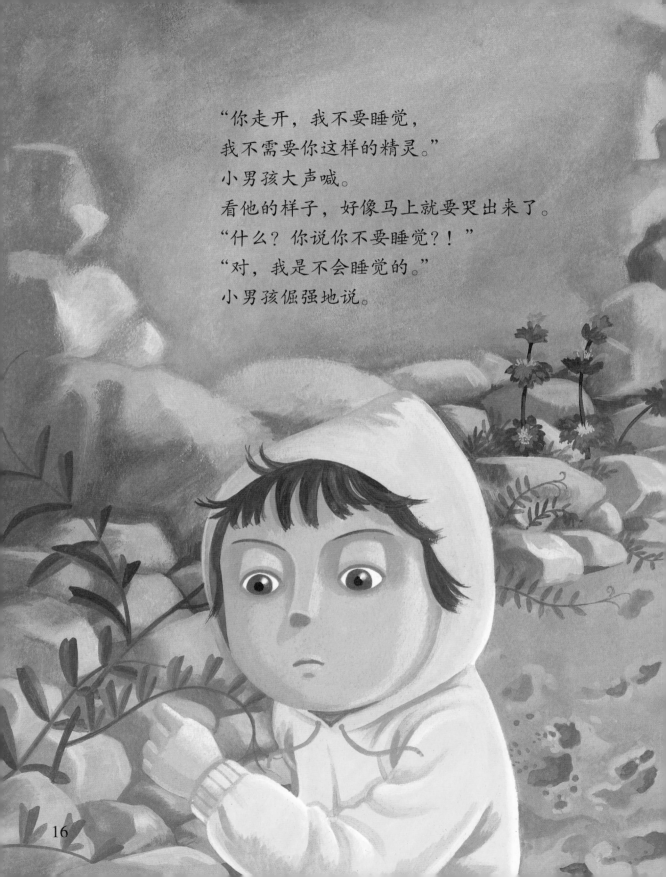

"你走开，我不要睡觉，
我不需要你这样的精灵。"
小男孩大声喊。
看他的样子，好像马上就要哭出来了。
"什么？你说你不要睡觉？！"
"对，我是不会睡觉的。"
小男孩倔强地说。

16

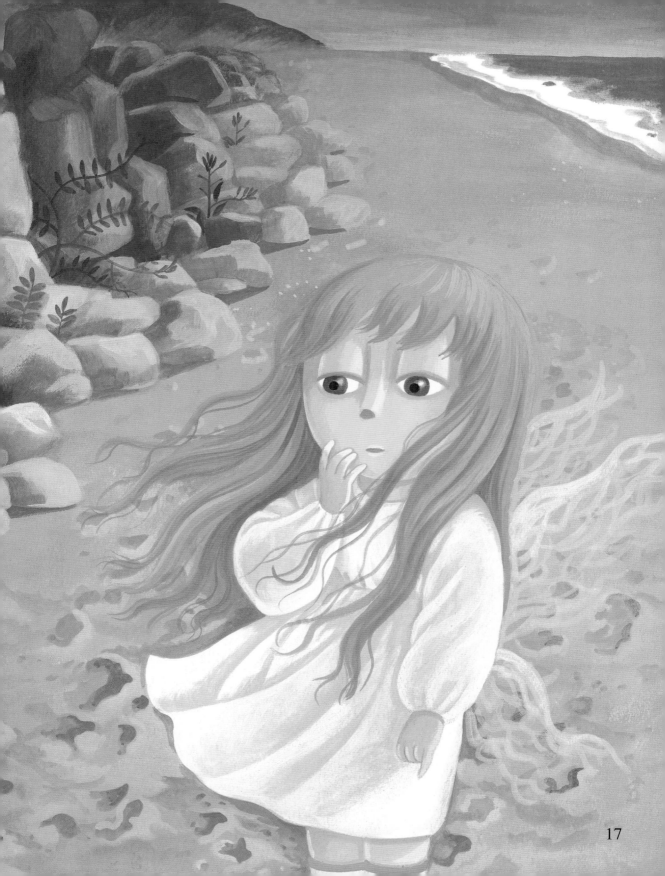

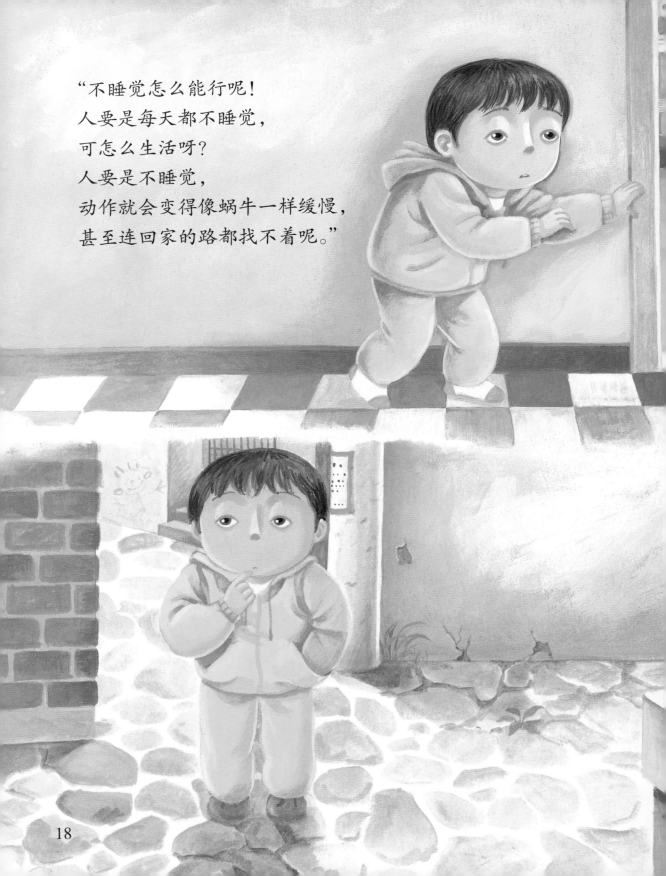

"不睡觉怎么能行呢！
人要是每天都不睡觉，
可怎么生活呀？
人要是不睡觉，
动作就会变得像蜗牛一样缓慢，
甚至连回家的路都找不着呢。"

18

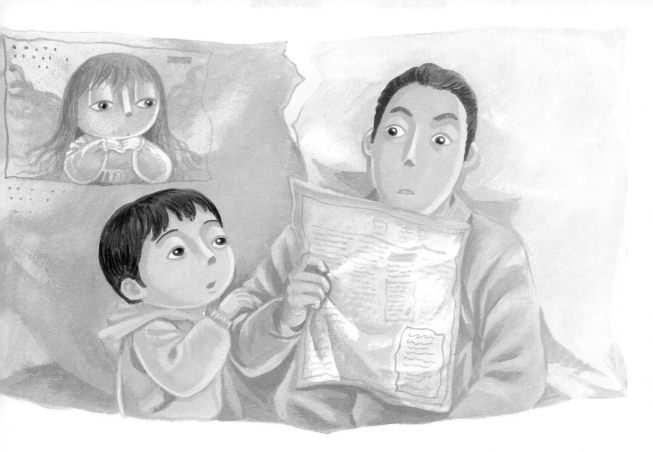

接着，梦精灵又说：
"还可能会冲自己的朋友乱发脾气，打人。
那样多可怕啊。"

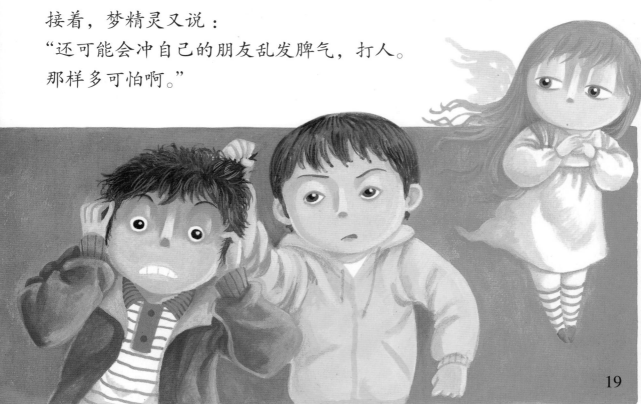

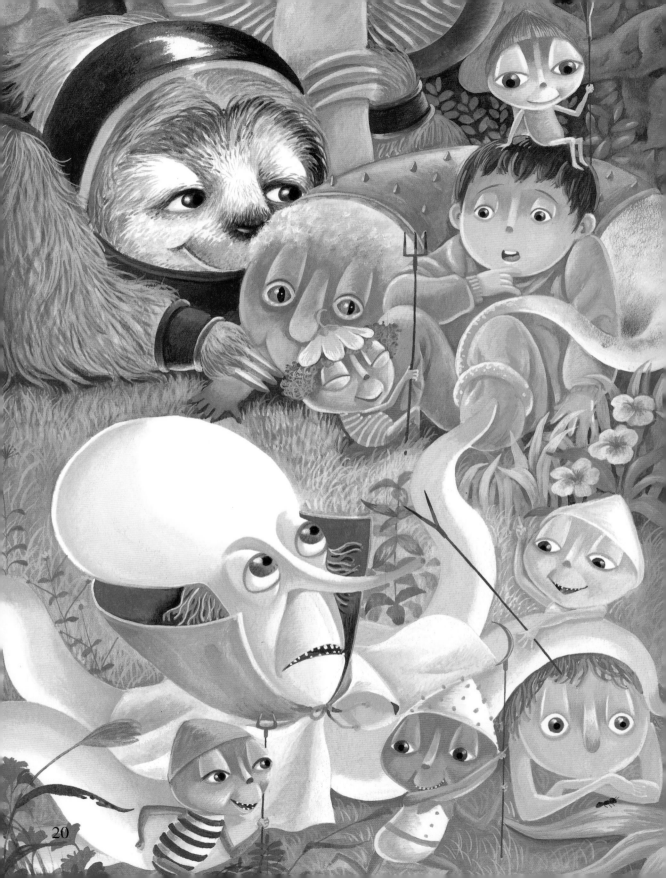

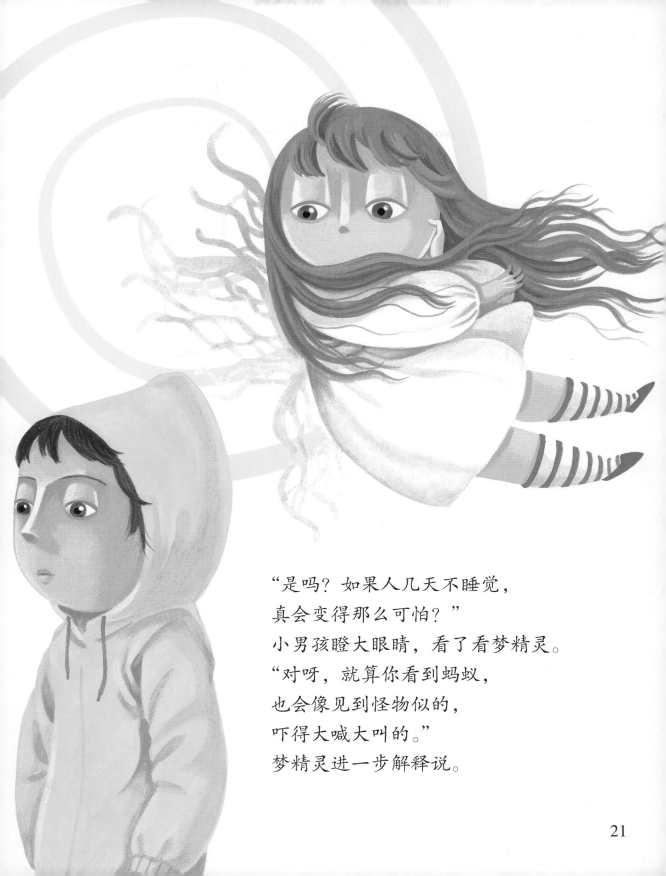

"是吗？如果人几天不睡觉，
真会变得那么可怕？"
小男孩瞪大眼睛，看了看梦精灵。
"对呀，就算你看到蚂蚁，
也会像见到怪物似的，
吓得大喊大叫的。"
梦精灵进一步解释说。

21

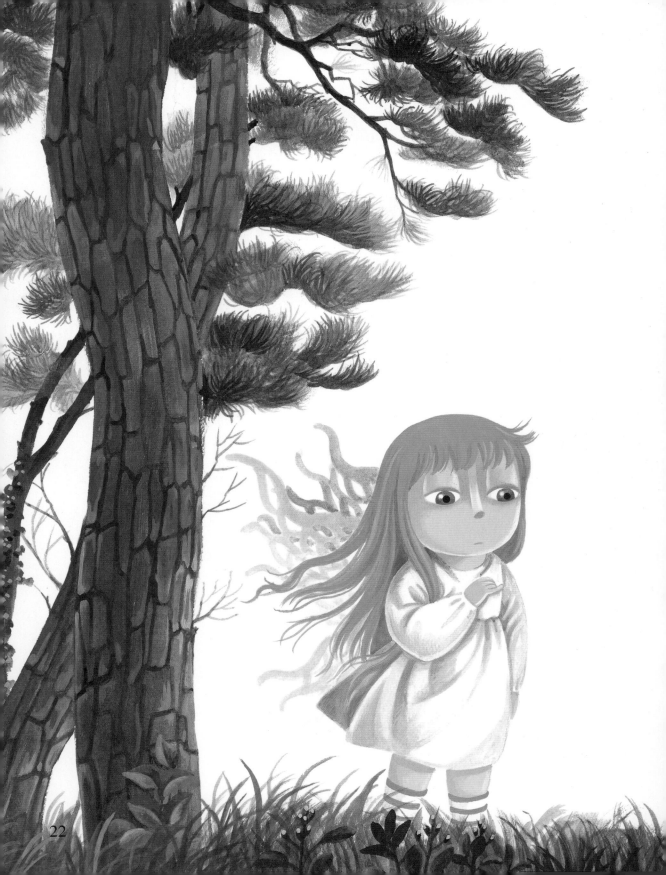

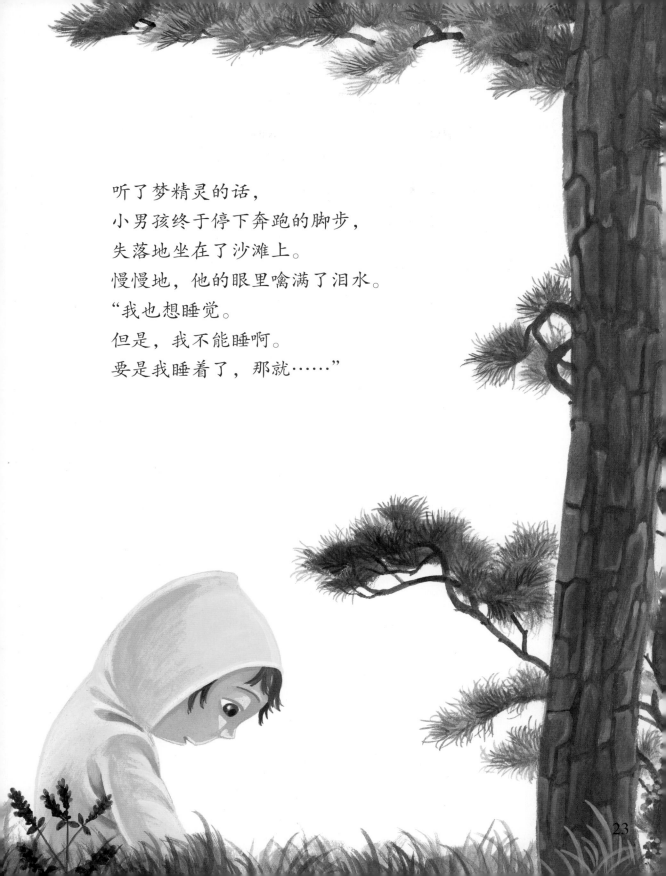

听了梦精灵的话，
小男孩终于停下奔跑的脚步，
失落地坐在了沙滩上。
慢慢地，他的眼里噙满了泪水。
"我也想睡觉。
但是，我不能睡啊。
要是我睡着了，那就……"

23

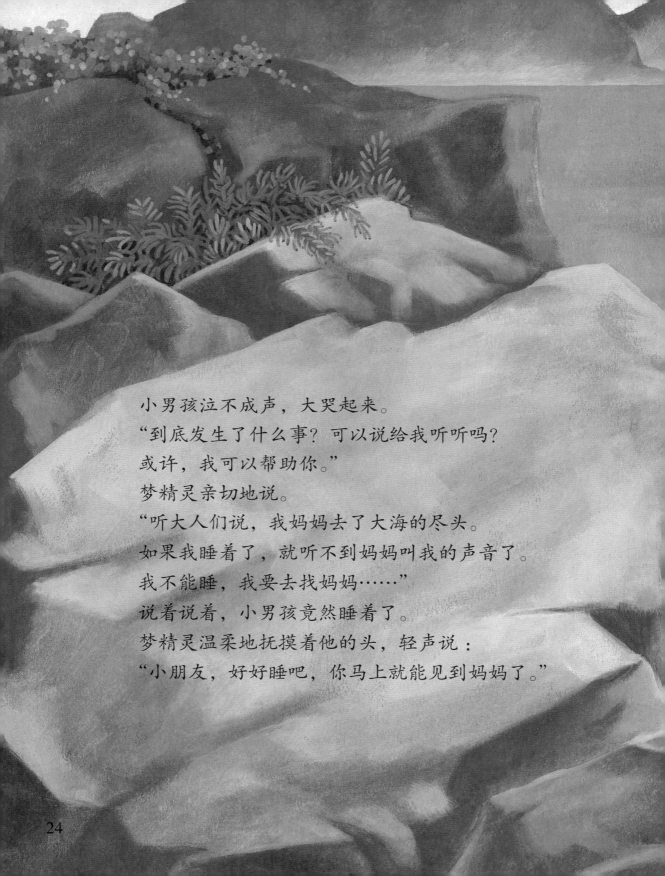

小男孩泣不成声，大哭起来。

"到底发生了什么事？可以说给我听听吗？
或许，我可以帮助你。"
梦精灵亲切地说。

"听大人们说，我妈妈去了大海的尽头。
如果我睡着了，就听不到妈妈叫我的声音了。
我不能睡，我要去找妈妈……"
说着说着，小男孩竟然睡着了。
梦精灵温柔地抚摸着他的头，轻声说：
"小朋友，好好睡吧，你马上就能见到妈妈了。"

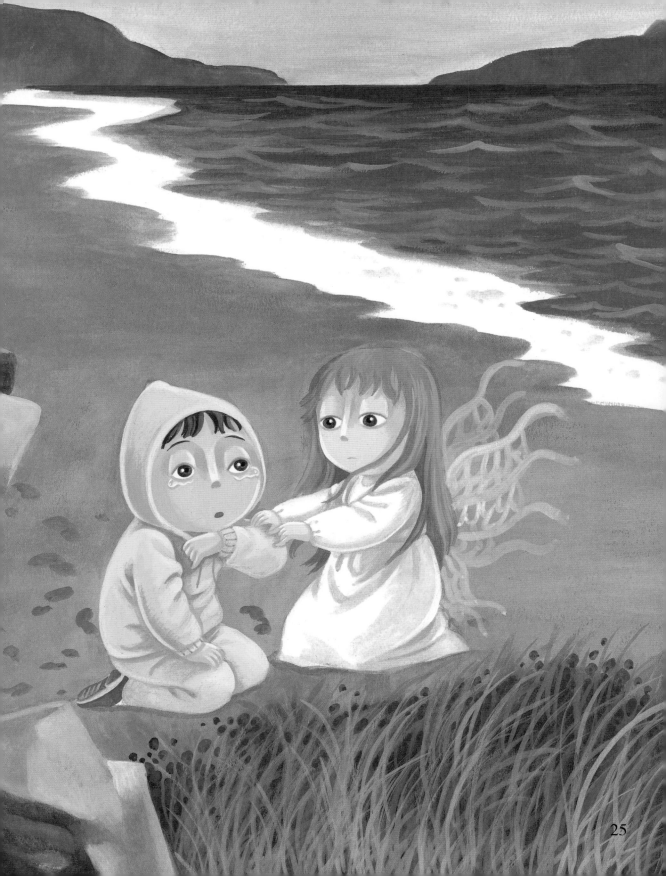

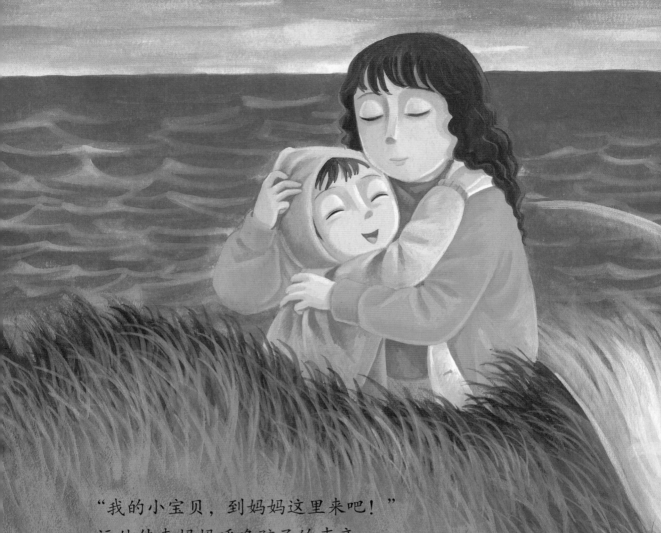

"我的小宝贝，到妈妈这里来吧！"
远处传来妈妈呼唤孩子的声音。
小男孩停下脚步，呆呆地望着从远处走来的妈妈。
他愣了一下，然后飞快地跑过去，
扑进了妈妈的怀抱，连连呼喊着：
"妈妈，妈妈……"
夜色笼罩下的大海边，小男孩开心地牵着妈妈的手，
幸福地笑着，奔跑着……

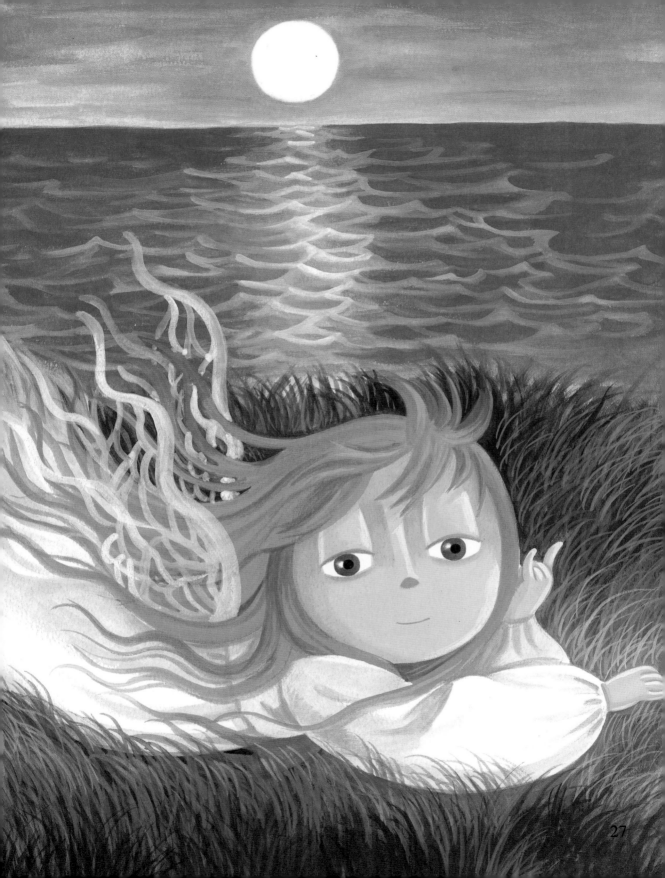

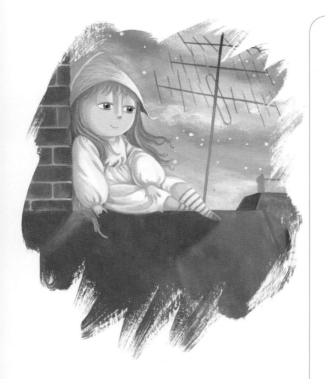

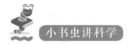
小书虫讲科学

人为什么要睡觉？

睡眠产生的原因

众所周知，人离不开睡眠。普通成年人平均每天需要7~8个小时的睡眠。也就是说，人的一生大约有三分之一的时间要在睡眠中度过。

人为什么需要睡眠呢？如果缺乏睡眠，身体就会产生各种不适。比如，情绪不稳定，很难集中精力做事，严重的还会产生幻觉。

过去，人们简单地认为，睡眠只是消除疲劳、恢复体力的一种生理现象。但是，近来有关睡眠的研究给出了一些新的解释。即，睡眠不仅是脑力和体力需要休息的表现，又是由脑的功能活动引起的人体自主能动的生理现象。

睡眠期间，人会做梦。REM睡眠和非REM睡眠周期性反复出现，形成一个完整的睡眠循环。一般来讲，REM睡眠大约每隔90分钟出现一次，一夜大约有4~5次，每次长达几分钟至几十分钟。"做梦"的现象就在这个阶段产生。

由此可知，在维持我们身体和精神健康方面，睡眠和梦境是必不可少的要素。

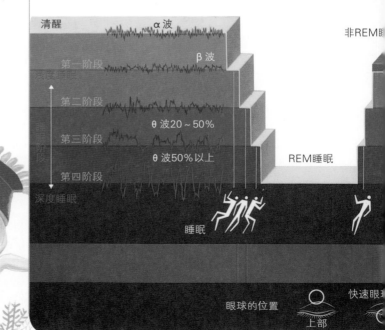

清醒 α波 非REM睡眠

第一阶段 β波

浅度睡眠 第二阶段

第三阶段 θ波20~50%

第四阶段 θ波50%以上 REM睡眠

深度睡眠

睡眠

眼球的位置 快速眼球
上部

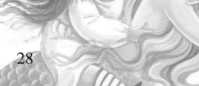

比正常高　　　　　　　　　正常　　　　　　　　比正常低

清醒状态　　　　　　　REM 睡眠状态　　　　　　非 REM 睡眠状态

睡眠与大脑活动

　　睡眠过程中，两种不同的睡眠状态循环交替出现：一个是 REM 睡眠期；另一个是非 REM 睡眠期。

　　处于 REM 睡眠时，与清醒时状态一样，眼球快速运动，脉搏加快，血压升高，呼吸加速。梦境一般是在 REM 睡眠时期产生的，容易被忘记。而有的时候，就算被人叫醒，也依然沉浸在梦里不易醒来。

　　人处于非 REM 睡眠时，呼吸和脉搏缓慢，肌肉放松，一天的疲劳得到舒缓，从而为第二天的活动做准备。

　　早晨，我们从睡眠中醒来，即刻开始一天的活动。而到了晚上，我们又进入睡眠。我们的大脑之所以一天 24 小时在清醒和睡眠之间周期性地循环，是因为受到脑干下丘脑组织的支配。

　　REM 睡眠和非 REM 睡眠的交替出现也是受到大脑活动周期性波动的控制导致的。

　　白天，大脑忙于处理来自外部的各种信息。但一旦进入睡眠，所有的感觉器官就呈休息状态，进而出现 REM 睡眠和非 REM 睡眠互相交替的大脑周期活动。

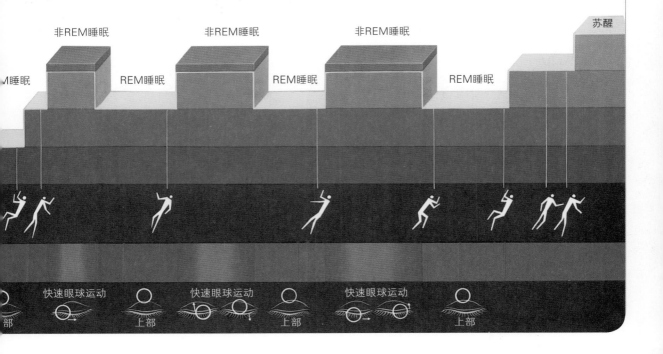

非REM睡眠　　　　非REM睡眠　　　　非REM睡眠　　　　　　苏醒

M睡眠　　　REM睡眠　　　　REM睡眠　　　　REM睡眠

快速眼球运动　　　　快速眼球运动　　　　快速眼球运动

部　　　　上部　　　　　　上部　　　　　　上部

睡眠阶段与 REM 睡眠周期

根据睡眠的深浅程度，非 REM 睡眠分为 4 个不同的阶段。

第一阶段是意识逐渐模糊的阶段，有昏昏欲睡的感觉。第二阶段是浅度睡眠阶段。第三阶段是进入熟睡、深睡阶段，睡眠者不易被吵醒。第四阶段是延续深睡阶段，此段睡眠占整个睡眠时间的二分之一。

人处在第三或第四睡眠阶段时，不容易被叫醒。从第一阶段之后 30 到 40 分钟左右的时间里，第一次 REM 睡眠出现并持续大约 5 分钟。入睡三小时左右后，出现第二次 REM 睡眠并持续大约 10 分钟。此后，非 REM 睡眠和 REM 睡眠以大约 90 分钟的间隔交替出现。

右脑梦与左脑梦

据专家研究，人平均每天会做 4 ~ 5 个梦。梦一般产生在 REM 睡眠期，并以右脑为主。右脑在处理图像、音乐、表达等空间认识功能方面比较活跃。处于 REM 睡眠期，右脑活动比较活跃。比如，梦中，我们的视觉影像都是不完整的，并且前后梦境不连贯。掉进深渊或者被追赶的梦，都是在 REM 睡眠时肌肉放松的状态下发生的。

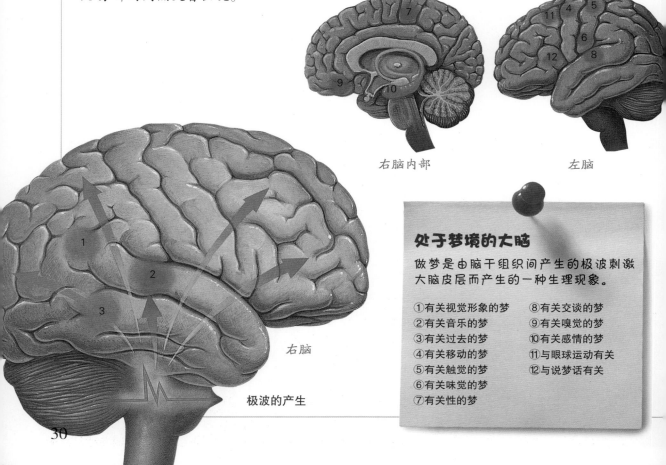

右脑内部　　　　　　　　左脑

右脑

极波的产生

处于梦境的大脑

做梦是由脑干组织间产生的极波刺激大脑皮层而产生的一种生理现象。

①有关视觉形象的梦　　⑧有关交谈的梦
②有关音乐的梦　　　　⑨有关嗅觉的梦
③有关过去的梦　　　　⑩有关感情的梦
④有关移动的梦　　　　⑪与眼球运动有关
⑤有关触觉的梦　　　　⑫与说梦话有关
⑥有关味觉的梦
⑦有关性的梦

睡觉时，我不想这样

噩梦：噩梦是指做内容恐怖的梦，并伴随着从梦中吓醒的现象。主要出现在 REM 睡眠阶段，此时能清晰地记得梦里的大部分内容。噩梦主要是人在精神不安、过度忧虑或过于疲劳的状态下产生的。神经衰弱的人容易做噩梦。

磨牙：5% ～ 15% 的健康人会出现这种情况。儿童或处在青春期的青少年更容易产生磨牙。尽管磨牙现象在每个睡眠阶段都会出现，但在第一阶段和第二阶段出现的次数尤为频繁。

梦游：梦游是指在睡眠期间，人在不完全清醒的状态下，反复重复某一个动作或自行穿上衣服下床行走，偶尔伴随着说胡话的现象。

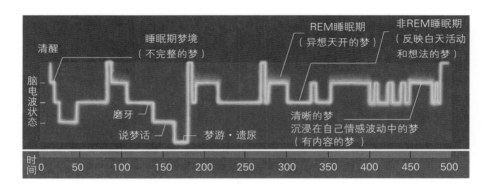

睡眠与健康

一个健康的成年人，每天的睡眠时间通常为 7 ～ 8 个小时。而新生儿平均每天能睡 16 个小时，其中 50% 是 REM 睡眠。新生儿很快就能进入 REM 睡眠期，出生 4 个月之后，REM 睡眠会慢慢减少，进入初期的非 REM 睡眠期。

如果 θ 波睡眠不足，就会发生免疫力降低和发育障碍等状况。处在生长发育期的青少年必须保证充足的深度睡眠时间，按时上床睡觉尤为重要。

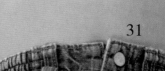

图书在版编目（CIP）数据

我的身体真奇妙 . 5. 人为什么要睡觉 /（韩）杨胜完文；（韩）李明旭绘；金成根译 .
—青岛：青岛出版社，2016.2（小书虫爱科学）
ISBN 978-7-5552-2311-5

Ⅰ . ①我… Ⅱ . ①杨… ②李… ③金… Ⅲ . ①人体—儿童读物 Ⅳ . ① R32-49

中国版本图书馆 CIP 数据核字 (2016) 第 028090 号

원리친구 과학동화 페이퍼백 40 권
小书虫爱科学系列 40 本
Copyright © 2011 by Xibooks
All rights reserved.
Original Korean edition was published by 2011 by Xibooks
Simplified Chinese Translation Copyright © 2016 by Qingdao Publishing House
Chinese translation rights arranged with 2014 by Xibooks
Through AnyCraft-HUB Corp., Seoul, Korea & Beijing Kareka Consultation Center, Beijing, China.

山东省版权局著作权合同登记号　图字：15-2015-51 号

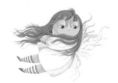

（小书虫爱科学）
我的身体真奇妙·人为什么要睡觉

文字 /（韩）杨胜完
绘图 /（韩）李明旭
译者 / 金成根
出版发行 / 青岛出版社（青岛市海尔路 182 号，266061）
本社网址 / http://www.qdpub.com
邮购电话 / 13335059110　0532-68068026
责任编辑 / 周莉
封面设计 / 智于设计
制版 / 青岛竖仁广告有限公司
印刷 / 青岛双星华信印刷有限公司
出版日期 / 2016 年 7 月第 1 版　2016 年 7 月第 1 次印刷
开本 / 16 开（889mm×1194mm）
印张 / 16
字数 / 160 千
书号 / ISBN 978-7-5552-2311-5
定价 / 104.00 元（全八册）

编校印装质量、盗版监督服务电话　4006532017　0532-68068638
印刷厂服务电话　0532-86828878
本书建议陈列类别：图画书·儿童科普

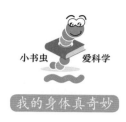

小书虫　爱科学

我的身体真奇妙

感觉器官本领强

（感官）

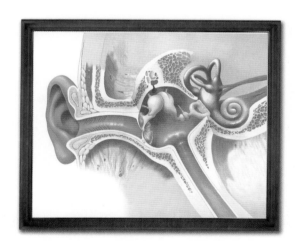

（韩）杨胜完 文｜（韩）金白松 绘｜金成根 译

青岛出版社
QINGDAO PUBLISHING HOUSE

有一天，皇宫外张贴了一纸榜文：

公主被森林里的怪物抓走了！
谁能救出公主，就可以和公主结婚。

身怀绝技的五兄弟，聚在一起商量起来：
"我们一起去拯救公主，怎么样？"
"好啊，我们去试一试吧。"

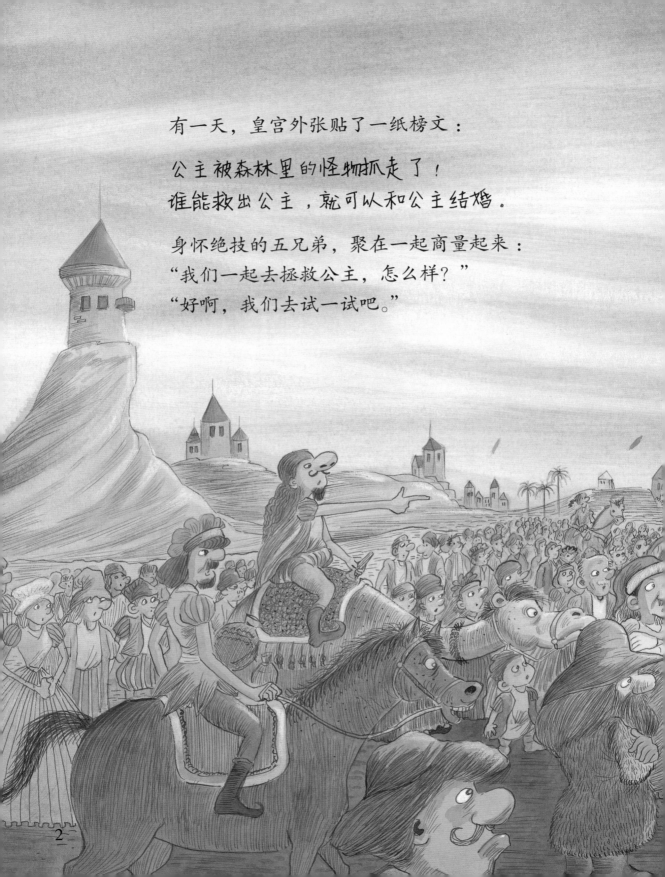

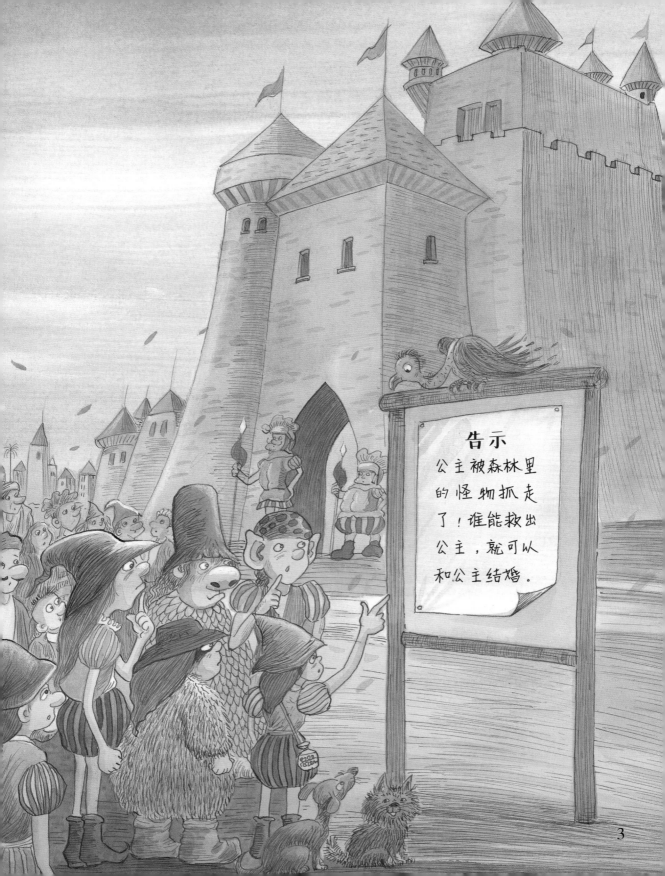

告示

公主被森林里的怪物抓走了！谁能救出公主，就可以和公主结婚。

3

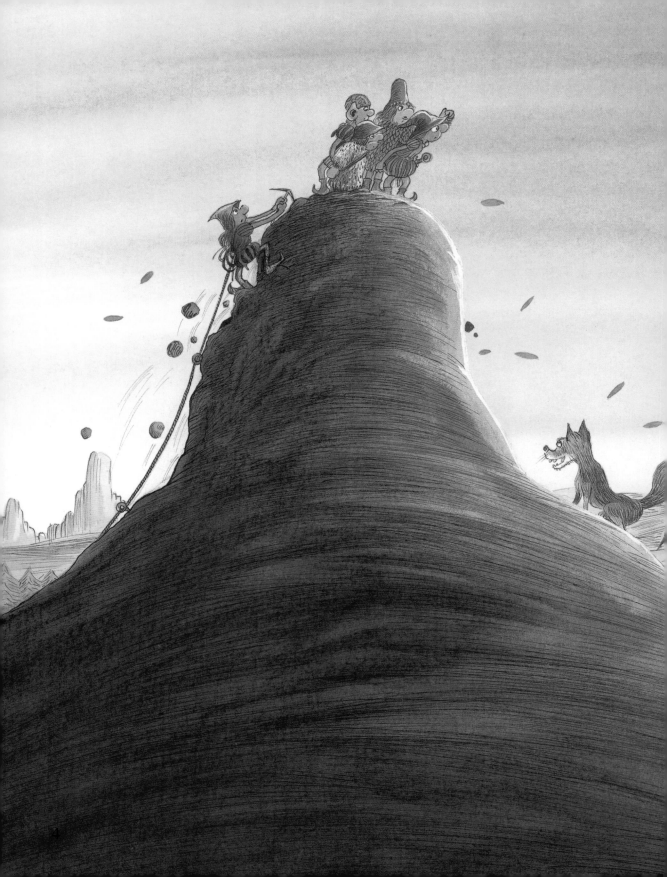

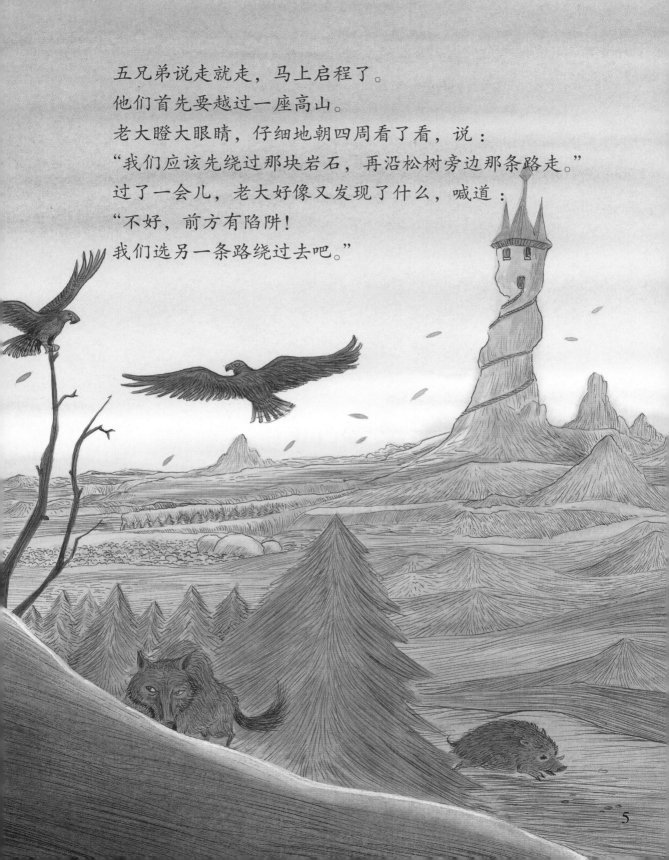

五兄弟说走就走，马上启程了。

他们首先要越过一座高山。

老大瞪大眼睛，仔细地朝四周看了看，说：

"我们应该先绕过那块岩石，再沿松树旁边那条路走。"

过了一会儿，老大好像又发现了什么，喊道：

"不好，前方有陷阱！

我们选另一条路绕过去吧。"

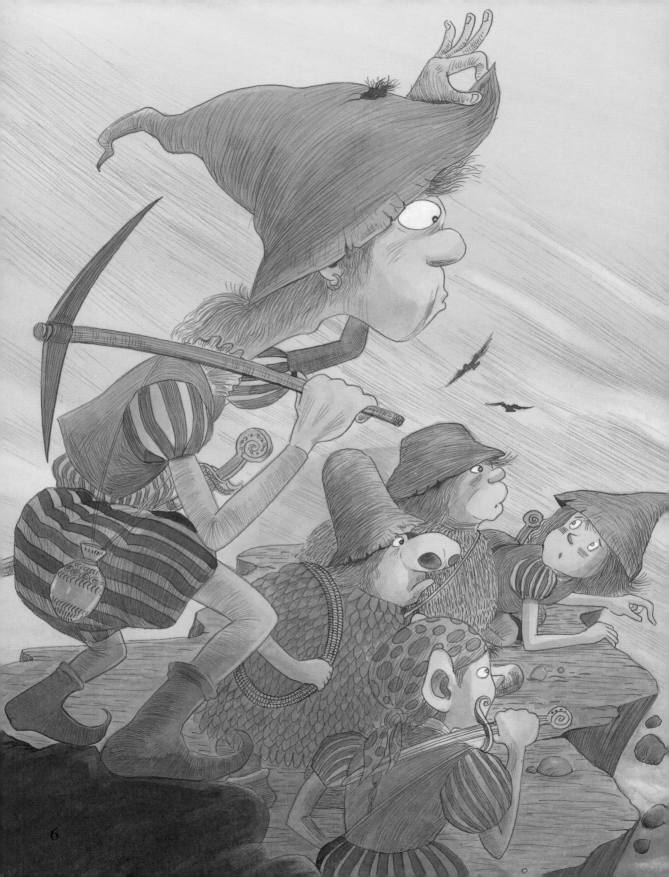

6

五兄弟中，老大的"眼力"最棒。

依靠老大的"眼力"，兄弟们顺利避开怪物设下的陷阱，

很快找到了通往怪物城堡的小路。

这里所说的"眼力"，

指的是眼睛区分物体大小、颜色和形状的能力。

我们把它称为"视觉"。

眼睛的结构

泪腺
是分泌泪液的器官。
泪液湿润眼球，并
有一定的杀菌作用。

视神经
将视觉神经细
胞收到的刺激
信号传给大脑。

眼睫毛
能阻挡强光和灰尘
及其他异物，起到
保护眼睛的作用。

虹膜
作用是自动调节瞳
孔的大小，并调节
进入眼内的光线。

瞳孔
位于眼睛内虹膜
中心的小圆孔，是
光线进入眼睛的通
道。

泪囊

视网膜
具有许多感光
细胞，负责感
光成像。

晶状体
透明，有弹性，像双凸
透镜，能折射光线。

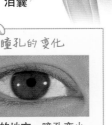

瞳孔的变化

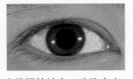

光线强的地方：瞳孔变小

光线弱的地方：瞳孔变大

角膜
无色，透明，可
以让光线透过。

玻璃体
无色透明胶状体，
具有屈光、固定
视网膜的作用。

7

多亏老大超凡的"眼力",
五兄弟成功找到了怪物的城堡。
怪物在城堡中建造了一座可怕的监狱,
公主就关在里面。
兄弟们蹑手蹑脚地把公主从监狱中救了出来。
就在大家走出怪物的城堡,准备离开的时候,
老二忽然说:"嘘——有脚步声。怪物回来了!"
大家急忙躲进旁边的小路。

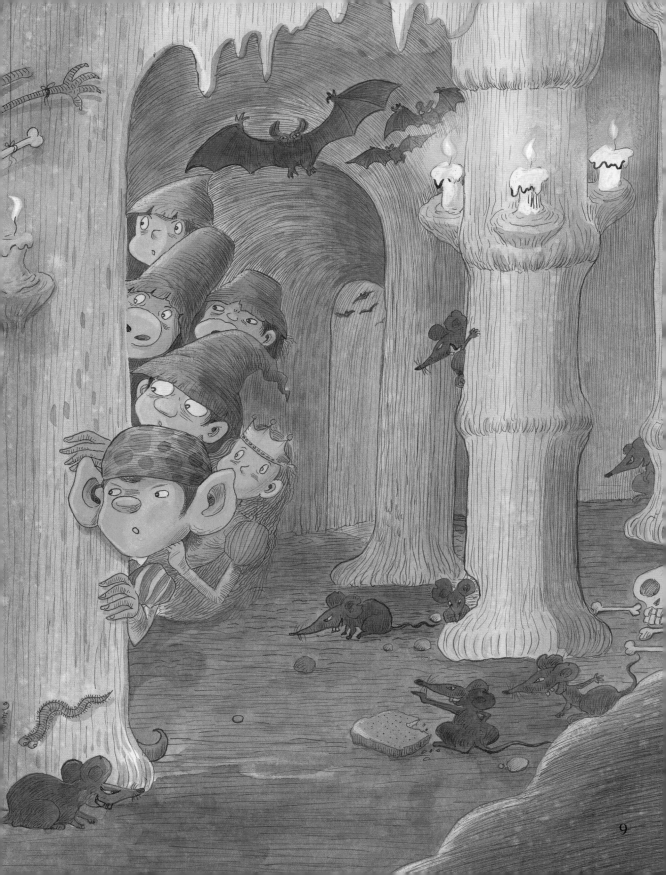

在五兄弟中，老二的"听力"最棒，
就是他最先听到了怪物的脚步声。
声音就像流动的水波一样，
以声波的形式传入耳中。
聚集在耳边的声波震动耳内鼓膜，
从而刺激听觉细胞。
然后，听觉神经把这个信号
快速地传给大脑，
由大脑对声音作出判断。

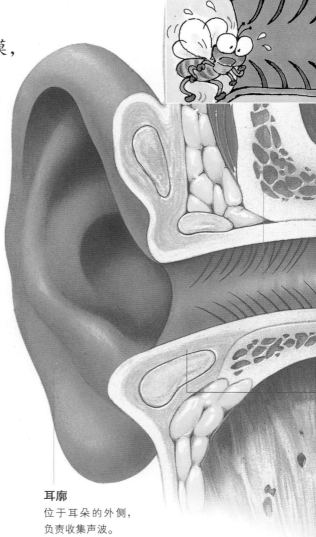

外耳道
是一条自外耳门至
鼓膜的弯曲管道。

耳朵的结构
耳朵包括外耳、中耳和内耳三部分。外耳又
包括耳廓和外耳道两部分。我们通常所说的
耳朵，指的是耳廓这一部分。

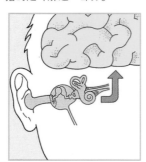

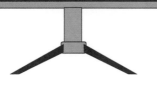

耳廓
位于耳朵的外侧，
负责收集声波。

声音的传播过程

　　耳边聚集的声波，通过外耳道传入鼓膜，鼓膜开
始震动。这个震动依次传到连接鼓膜的中耳的锤骨、
砧骨和镫骨，再传入卵圆窗。
　　卵圆窗连着内耳的耳蜗神经，卵圆窗的震动晃动
耳蜗管中的淋巴液并刺激耳蜗管中的听觉细胞。听觉
细胞再将接收的刺激信号通过听觉神经传到大脑，然
后由大脑对声音作出判断。

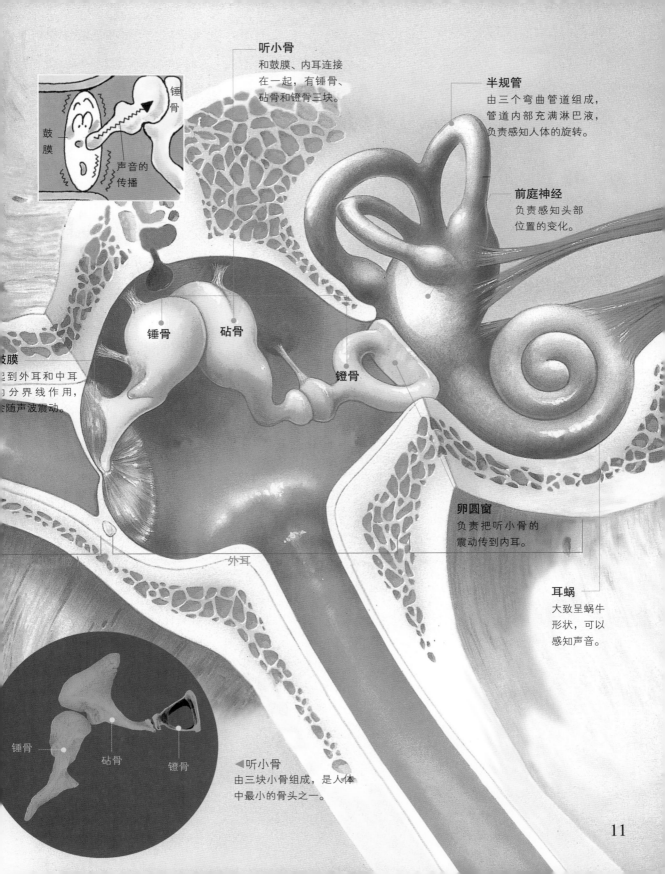

听小骨
和鼓膜、内耳连接在一起，有锤骨、砧骨和镫骨三块。

半规管
由三个弯曲管道组成，管道内部充满淋巴液，负责感知人体的旋转。

前庭神经
负责感知头部位置的变化。

鼓膜 锤骨
声音的传播

锤骨

砧骨

镫骨

鼓膜
起到外耳和中耳分界线作用，随声波震动。

卵圆窗
负责把听小骨的震动传到内耳。

外耳

耳蜗
大致呈蜗牛形状，可以感知声音。

锤骨
砧骨
镫骨

◀**听小骨**
由三块小骨组成，是人体中最小的骨头之一。

11

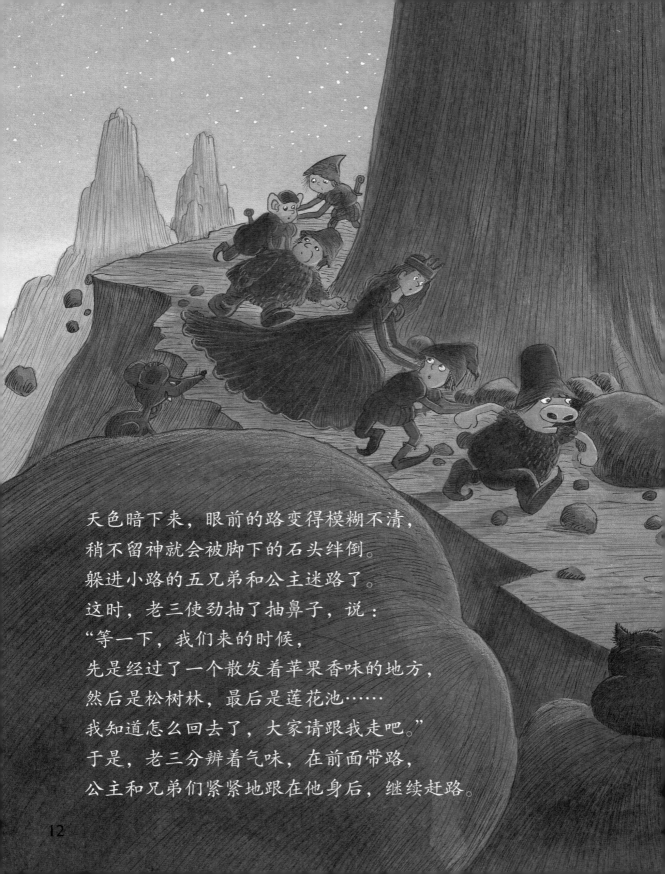

天色暗下来，眼前的路变得模糊不清，
稍不留神就会被脚下的石头绊倒。
躲进小路的五兄弟和公主迷路了。
这时，老三使劲抽了抽鼻子，说：
"等一下，我们来的时候，
先是经过了一个散发着苹果香味的地方，
然后是松树林，最后是莲花池……
我知道怎么回去了，大家请跟我走吧。"
于是，老三分辨着气味，在前面带路，
公主和兄弟们紧紧地跟在他身后，继续赶路。

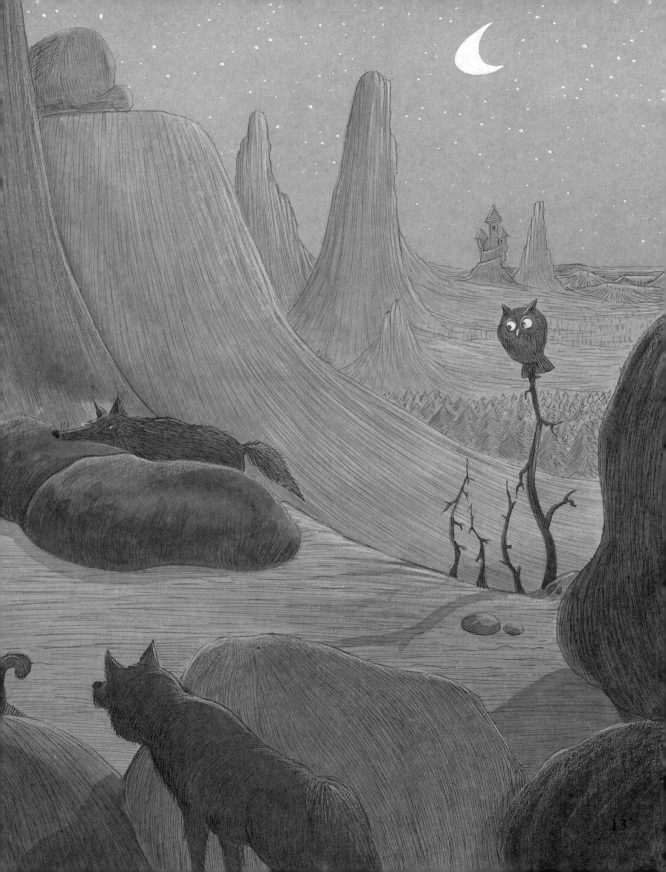

13

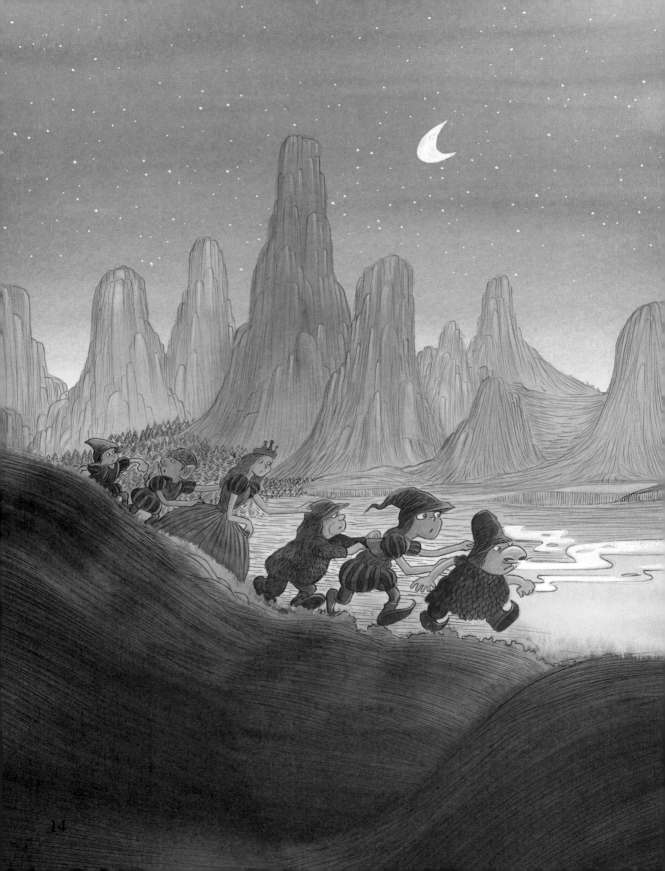

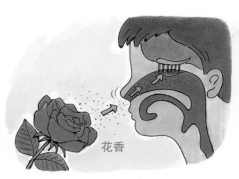

花香

▲ 花的香气刺激嗅觉细胞，嗅觉神经接收这个刺激信号，并把它传到大脑。

鼻子的结构
鼻子既是呼吸器官，又是嗅觉器官。鼻腔位于两侧面颅之间的腔隙，而嗅觉神经则分布在两侧鼻腔上方的黏膜。

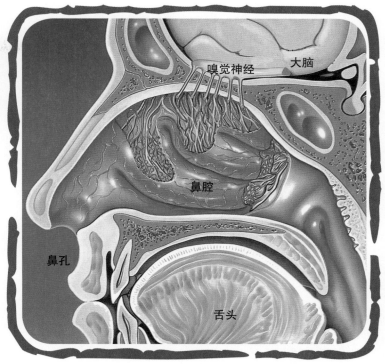

嗅觉神经　　大脑

鼻腔

鼻孔

舌头

鼻子可以感知气味，它的这个功能，我们称为"嗅觉"。

鼻子接收空气中的各种气味，

并通过嗅觉神经把信息传到大脑，

大脑就会作出判断：

"嗯，这是豆芽的气味。"或者

"咦，谁的脚丫这么臭？"

多亏老三灵敏的嗅觉，

大家成功地避开怪物，来到了比较安全的地带。

15

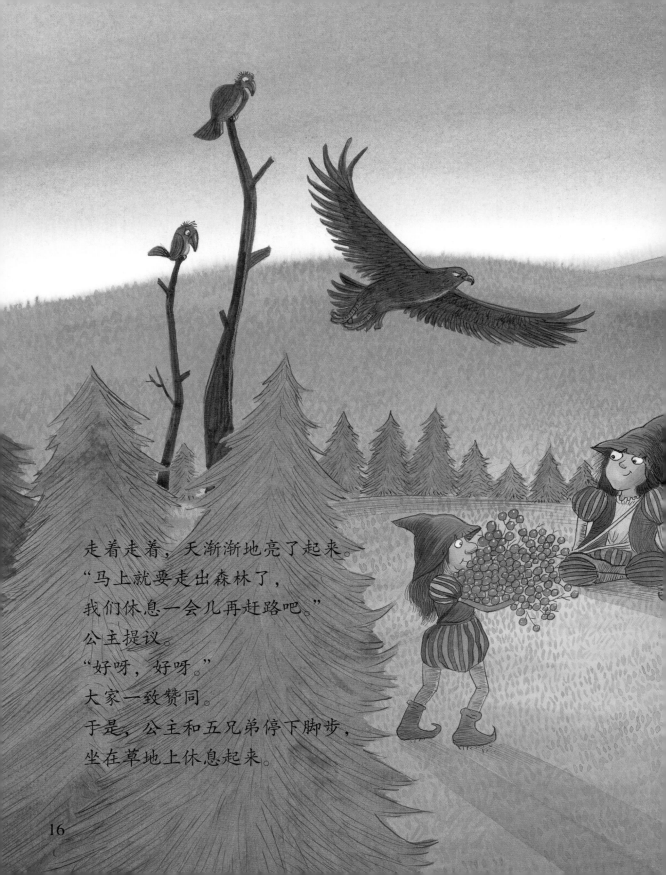

走着走着，天渐渐地亮了起来。
"马上就要走出森林了，
我们休息一会儿再赶路吧。"
公主提议。
"好呀，好呀。"
大家一致赞同。
于是，公主和五兄弟停下脚步，
坐在草地上休息起来。

老五摘来一些红色的果子，送到公主手上。

"哇，看起来很好吃啊！"

公主说着，拿起果子就要往嘴里填。

"公主，先不要吃！"老四大声阻止。

说完，他抓起几颗果子，放进嘴里嚼了嚼。

"呸呸！这是有毒的果子，吃了会出事的！"

老四一边吐着嘴里的果子一边说。

"啊？！"大家都心有余悸，庆幸公主没有吃下去。

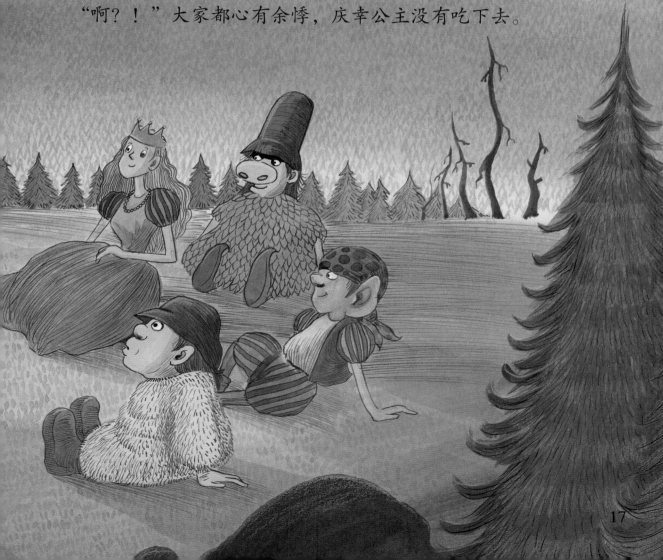

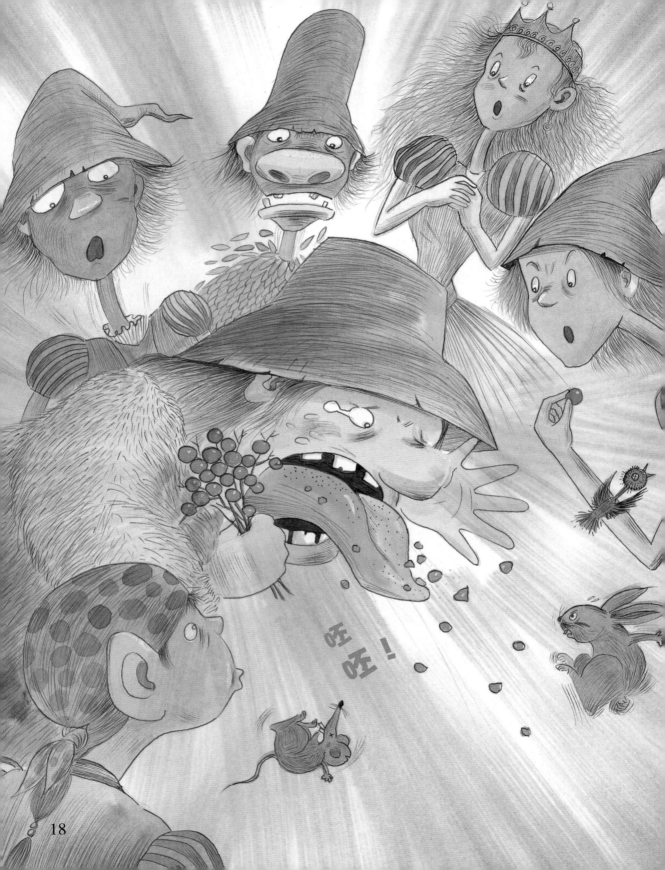

汪
汪！

18

在五兄弟中，老四有着出众的味道分辨能力。
所以，刚才他很快就尝出了那些果子是有毒的。
舌头可以感知味道，它的这个功能，我们称为"味觉"。
具体来说，舌头的前半部分可以感知甜味和咸味，
后半部分可以感知苦味，
舌头的两侧则可以感知酸味。

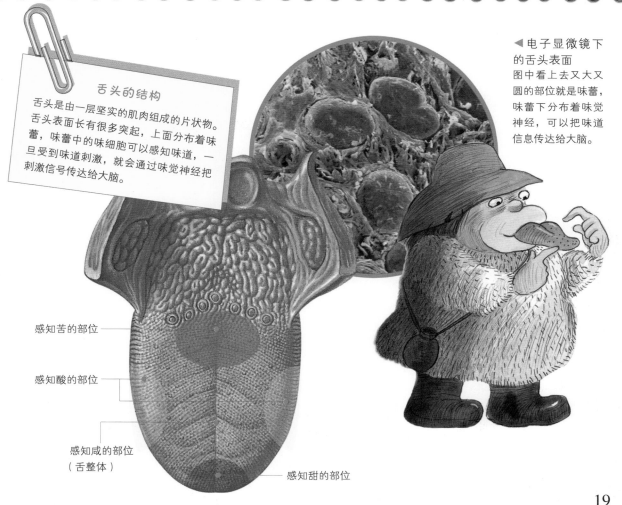

舌头的结构

舌头是由一层坚实的肌肉组成的片状物。舌头表面长有很多突起，上面分布着味蕾，味蕾中的味细胞可以感知味道，一旦受到味道刺激，就会通过味觉神经把刺激信号传达给大脑。

◀电子显微镜下的舌头表面
图中看上去又大又圆的部位就是味蕾，味蕾下分布着味觉神经，可以把味道信息传达给大脑。

感知苦的部位

感知酸的部位

感知咸的部位
（舌整体）

感知甜的部位

19

终于，惊心动魄的旅程结束了，
五兄弟齐心协力，带着公主回到了皇宫。
看到公主平安回来，国王高兴极了。
不过，国王马上又犯了难：
"我把公主许配给他们中的哪一个好呢？"

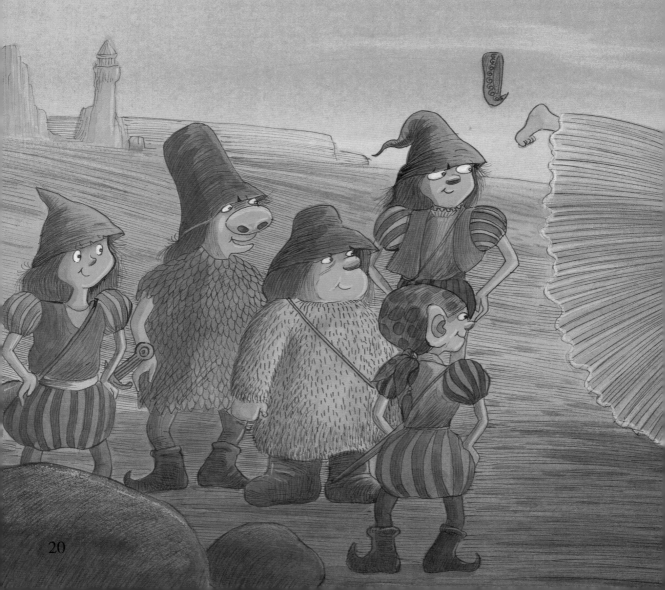

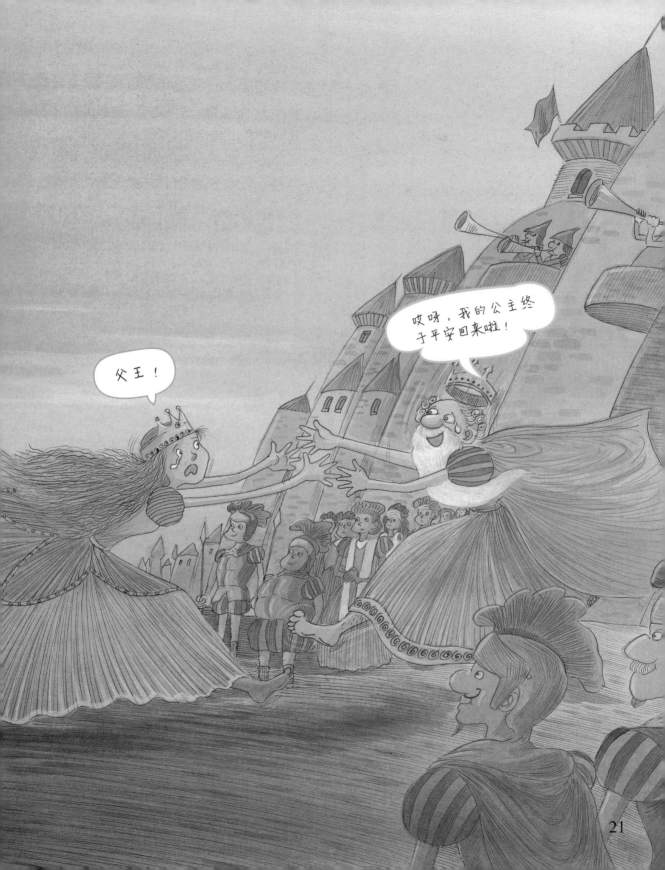

21

老大、老二、老三和老四都争着说，
公主应该和自己结婚。

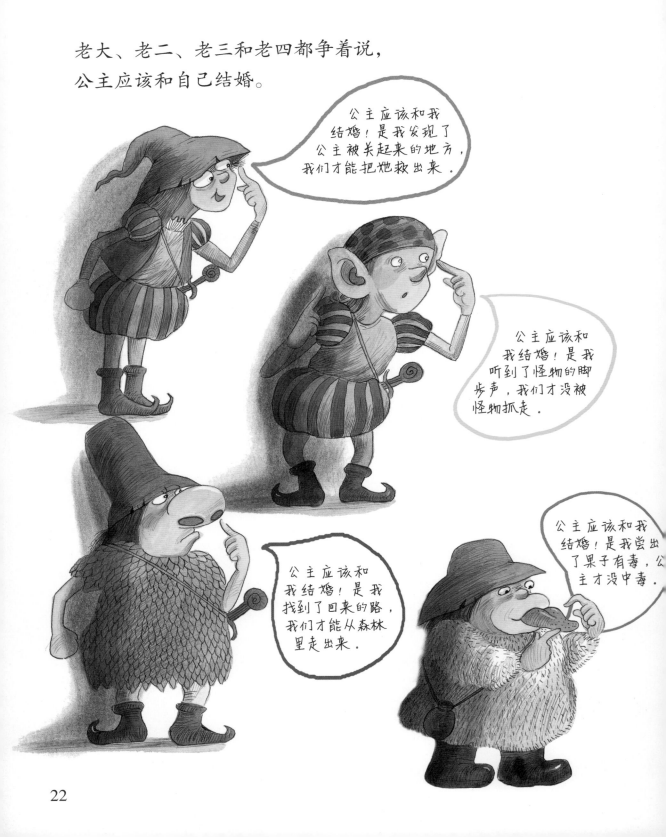

突然, 公主想出了一条妙计:
"这样吧, 你们闭上眼睛、
捂住鼻子和耳朵。
我想, 如果真的爱我, 即使
这样也一定能认出我的。
最终, 我会选择和认出我的
那个人结婚。"

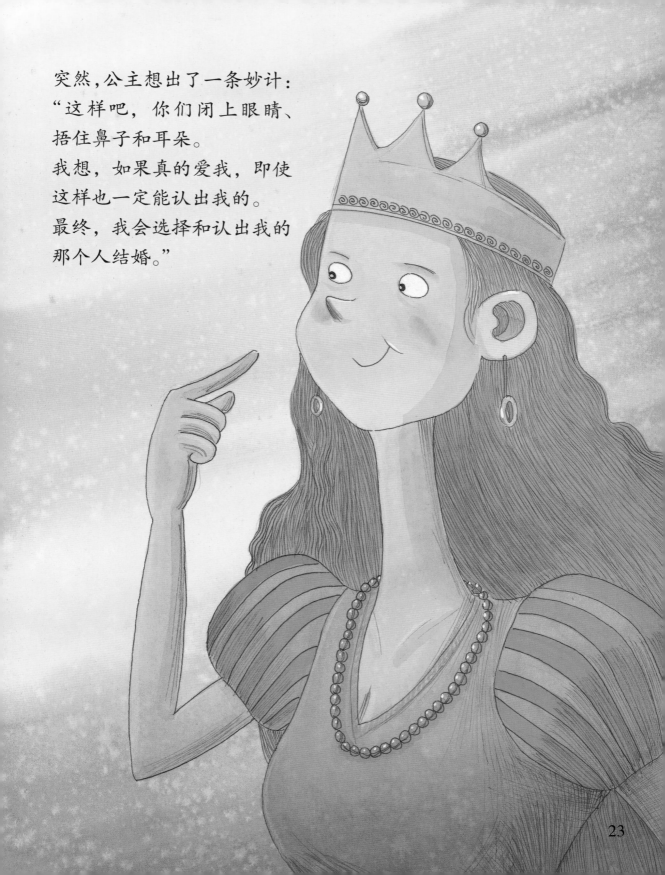

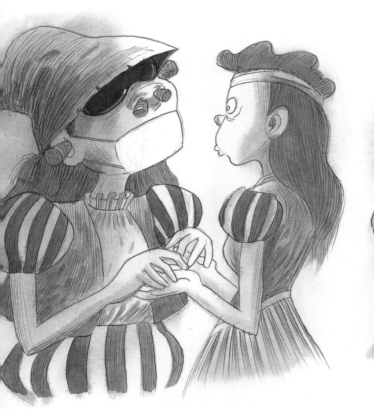
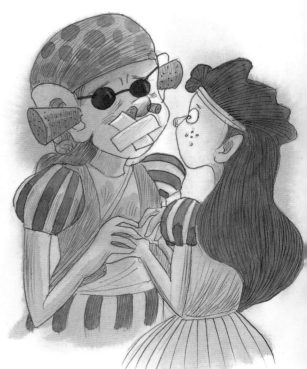

五兄弟欣然接受公主的建议。

于是，公主和其他四名女孩依次走到五兄弟面前，并轮流牵起他们的手。

老大、老二、老三、老四都没能找出公主。

只听老五喊道：

"找出来了，您就是公主！"

原来，老五靠"触觉"认出了公主。

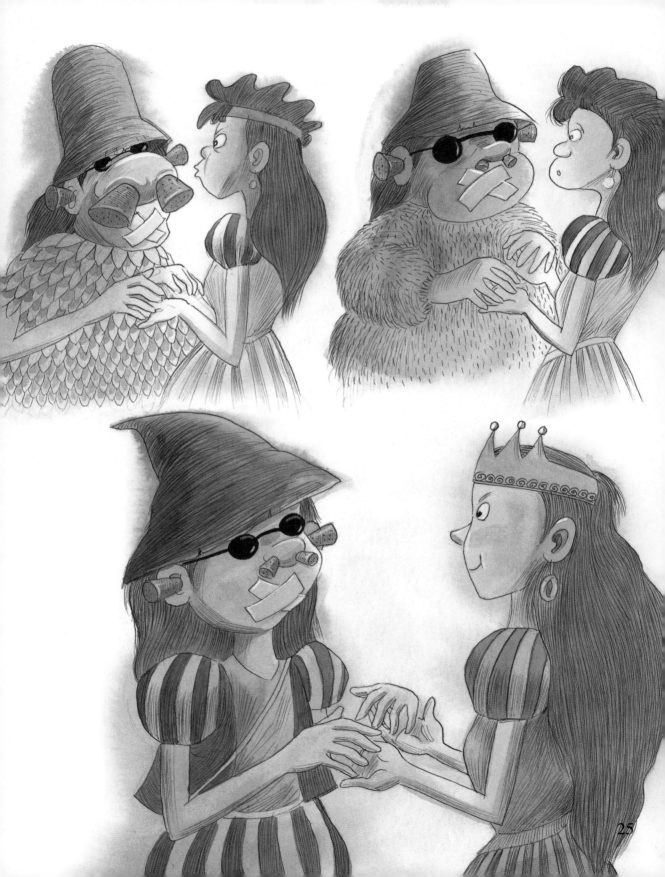

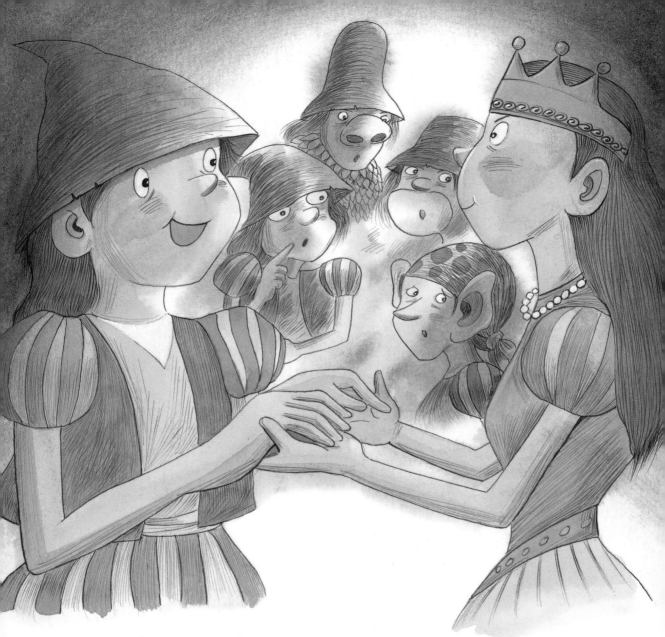

五兄弟中，老五有着出色的皮肤感知能力。

他凭借递给公主果子时的记忆，很容易就辨别出了公主。

接下来，老五却说：

"不过，我不想和公主结婚。

公主，你不是我要找的那个人，

祝福你找到自己真正喜欢的人，找到幸福。"

说完，五兄弟离开城堡，
还像从前一样，和和睦睦地生活在一起。

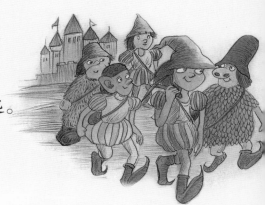

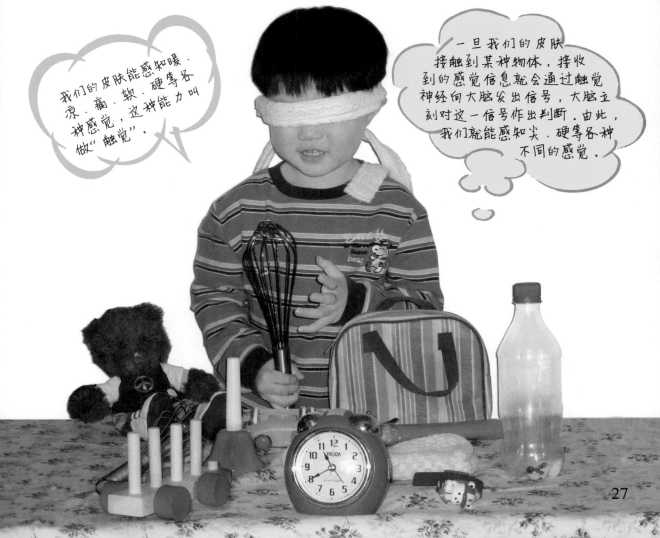

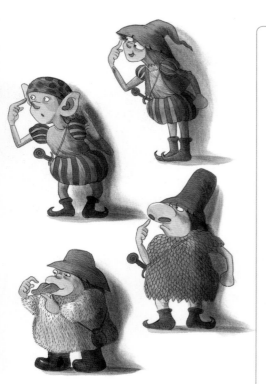

感觉器官和大脑的关系

　　人体有眼、耳、鼻、舌、皮肤等多种感觉器官。感觉器官是人体与外界环境发生联系并感知周围事物变化的器官。我们的大脑和感觉器官时时刻刻都在进行着信息交流。受到外部刺激后，神经细胞将信息转换为刺激信号，再传达给大脑。大脑根据众多刺激信号，分辨出每个部位的不同感觉。

　　大脑先是接收来自各个感觉器官的信息，然后通过神经细胞将其传到皮肤。由此，我们就能感知多种多样的感觉。

　　比如，以吃香蕉为例，先是舌头得到有关香蕉的味觉信息，神经细胞再将这一信号传达给大脑，然后大脑作出判断——"哇，真好吃"。而冷或热这种感觉则是大脑对来自皮肤的信息做出判断的结果。

　　因此，在实际生活中我们所看到的、听到的、闻到的和感觉到的都不是由眼睛、鼻子、耳朵或皮肤直接感受到的，而是大脑作用的结果。

　　从这个意义上讲，不断刺激身上的各种感觉器官，反过来又可以让大脑更发达。

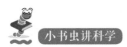

小书虫讲科学

神奇的**五种**感觉器官

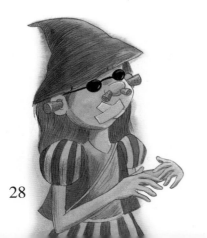

大脑的感觉领域和信息分析领域

触觉领域
传达疼痛、冷暖等刺激信号

视觉领域
传达光线的刺激信号

味觉领域
传达食物味道的刺激信号

嗅觉领域
传达气味的刺激信号

皮肤感觉信息分析

视觉信息分析

听觉信息分析

听觉领域
传达声音的刺激信号

眼睛有时会产生错觉

　　我们的眼睛偶尔会产生错觉。穿竖条纹衣服比穿横条纹衣服看起来更显高挑。同等长度的竹竿，根据周围参照物不同，会感觉其长度不同。同样的一幅画，有人看到的是一个少女，而有的人看到的却是一个老妇人。

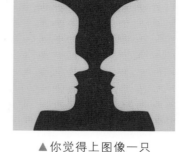

▲你觉得上图像一只蓝色的奖杯，还是像一对正在对望的人？

远视，近视，散光

　　如果人视力不好，会表现为远视、近视和散光三种情况。远视指的是由于晶状体太薄，对离得近的物体不能产生聚焦功能。在远视的情况下，看向远处时没有问题，但看向近处时，却不能看到清晰的图像。

　　与这种情况相反，近视是由于视网膜过厚或眼球过大而引起的。在近视的情况下，看近处物体没有问题，但在看远处物体时会看不清楚。散光则是由于晶状体的曲折面不均匀，使得光线不能聚在一点上，所以看图像模糊不清。

　　除了上面所说的情况之外，上了年纪的老人经常出现的老花眼现象是晶状体的伸缩功能减弱导致的。

　　弥补上述问题的关键就是调整眼镜的透镜。凹透镜一般用于近视人群，凸透镜则用于远视人群及望远镜的制作。老人使用的老花镜是利用了凸透镜的原理。

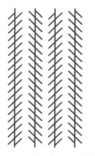

▲图中垂直的线看起来像斜线

近视镜（凹透镜）

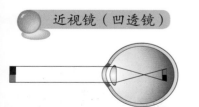

▲近视现象是由于晶状体过厚或眼球前后距离过长，在光线到达视网膜之前，焦点聚合成像。

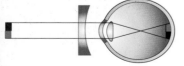

▲近视的情况下，利用凹透镜使光线曲折，以达到矫正视力的目的。

远视镜（凸透镜）

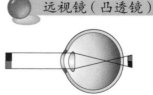

▲远视现象是由于晶状体收缩功能变弱，光线在到达视网膜后方时，焦点聚合成像。

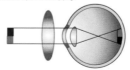

▲远视的情况下，利用凸透镜使光线曲折，以达到矫正视力的目的。

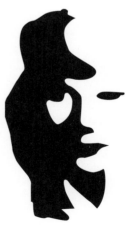

▲看图中的黑色部分，像一个在吹乐器的男子；看白色部分，则像一个女子的面部。

维持身体平衡的好帮手——耳朵

耳朵不仅是听觉器官，还具有维持身体平衡的作用。

在耳朵各个部位中，参与维持身体平衡的是内耳的半规管和前庭器官。三个半规管内部布满着细细的纤毛，纤毛上分布着众多感觉细胞。一转动头部，半规管中的淋巴液就会跟着晃动并刺激细细的纤毛，由此感觉细胞也活跃起来。继而，这一信号通过神经细胞传达到大脑，大脑对上述信号进行分析并作出判断。

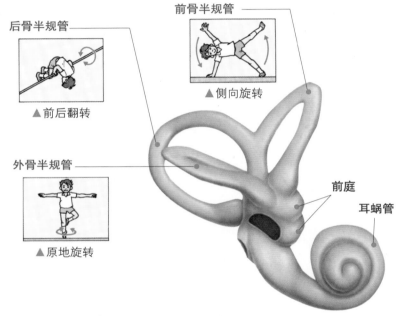

后骨半规管
▲ 前后翻转

前骨半规管
▲ 侧向旋转

外骨半规管
▲ 原地旋转

前庭

耳蜗管

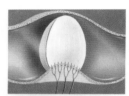
站立时

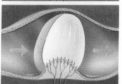
向右倾斜

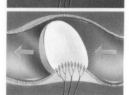
向左倾斜

▲ 分布在前庭器官纤毛上的感觉细胞一旦受到重力方向的刺激，就会感知身体的倾斜。

小小的鼻子作用大

鼻子是人体一个非常敏感的器官。即使很小量的气体分子，鼻子也能分辨其气味。但是，如果长时间持续闻同一种气味，鼻子的嗅觉细胞就会变得迟钝。

众所周知，人一旦感冒，鼻子就不怎么灵敏。原因是感冒细菌布满鼻腔，使得气味分子无法进入鼻腔内部，嗅觉细胞也就无法发挥其功能。随之，就会导致人的食欲大大降低，吃饭也不香。

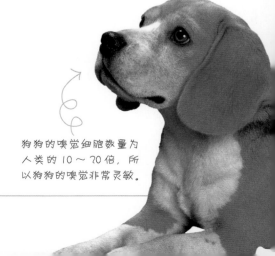

狗狗的嗅觉细胞数量为人类的 10～20 倍，所以狗狗的嗅觉非常灵敏。

识别味道的舌头

舌头是由一层坚实的肌肉组成，整体长度为 7 ~ 9 厘米。舌头的表面覆盖着一层薄薄的黏膜，非常光滑，并有许多形同乳头的突起。

舌表面有几千个密密麻麻的"味蕾"，味蕾是味觉细胞的聚集地，与味觉神经相连接。

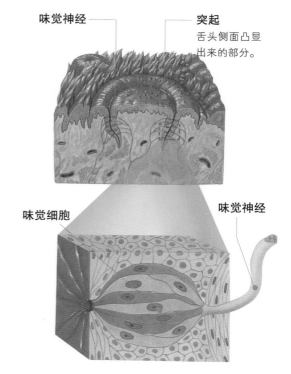

味觉神经 ——— 突起
舌头侧面凸显出来的部分。

味觉细胞   味觉神经

▲味蕾的结构
舌头表面的突起部位分布着约6000个味蕾。

皮肤的感觉器官

人体表面分布着各种感知感觉的"装置"。通过它们，我们可以感知各种各样的感觉，如冷和热、痛和痒、光滑和粗糙、轻抚感和撞击感、受压感、柔软感及湿润感等。但是，在我们所感知的这些感觉中，皮肤上的感觉细胞却只能识别其中的四种，分别是感知疼痛的痛觉、感知压力的压觉、感知寒冷的冷觉和感知温暖的温觉。

▶皮肤的感觉
皮肤下有压觉、温觉、冷觉和痛觉四个感觉点。一旦皮肤从外部受到某种刺激，相应的感觉点就会开始活跃，并由神经细胞将刺激信号传达给大脑。

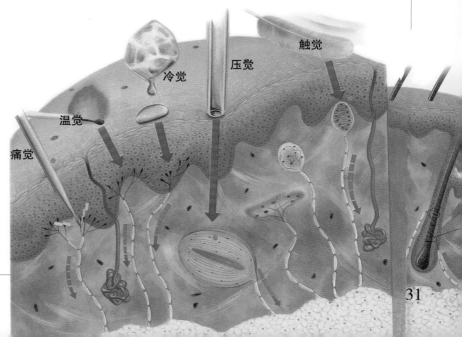

触觉

冷觉   压觉

温觉

痛觉

图书在版编目（CIP）数据

我的身体真奇妙．4．感觉器官本领强／（韩）杨胜完文；（韩）金白松绘；金成根译．
—青岛：青岛出版社，2016.2（小书虫爱科学）
ISBN 978-7-5552-2311-5

Ⅰ．①我… Ⅱ．①杨… ②金… ③金… Ⅲ．①人体—儿童读物 Ⅳ．① R32-49

中国版本图书馆 CIP 数据核字 (2016) 第 028071 号

원리친구 과학동화 페이퍼백 40 권
小书虫爱科学系列 40 本
Copyright © 2011 by Xibooks
All rights reserved.
Original Korean edition was published by 2011 by Xibooks
Simplified Chinese Translation Copyright © 2016 by Qingdao Publishing House
Chinese translation rights arranged with 2014 by Xibooks
Through AnyCraft-HUB Corp., Seoul, Korea & Beijing Kareka Consultation Center, Beijing, China.

山东省版权局著作权合同登记号　图字：15-2015-51 号

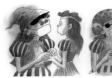

（小书虫爱科学）
我的身体真奇妙·感觉器官本领强
文字／（韩）杨胜完
绘图／（韩）金白松
译者／金成根
出版发行／青岛出版社（青岛市海尔路 182 号，266061）
本社网址／http://www.qdpub.com
邮购电话／13335059110　0532-68068026
责任编辑／周莉
封面设计／智于设计
制版／青岛竖仁广告有限公司
印刷／青岛双星华信印刷有限公司
出版日期／2016 年 7 月第 1 版　2016 年 7 月第 1 次印刷
开本／16 开（889mm×1194mm）
印张／16
字数／160 千
书号／ISBN 978-7-5552-2311-5
定价／104.00 元（全八册）

编校印装质量、盗版监督服务电话　4006532017　0532-68068638
印刷厂服务电话　0532-86828878
本书建议陈列类别：图画书·儿童科普

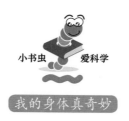

小书虫　爱科学

我的身体真奇妙

人体出汗的奥秘

（皮肤）

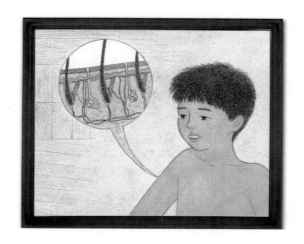

（韩）金英丽 文｜（韩）洪慧京 绘｜马敏 译

青岛出版社
QINGDAO PUBLISHING HOUSE

运动场上，一场精彩的足球赛正在进行着。

"砰！"强强抢先一步，把球踢向球门。

"嗖"的一下，球飞了进去。

"耶！进啦！球进啦！"

小伙伴们高兴地蹦了起来。

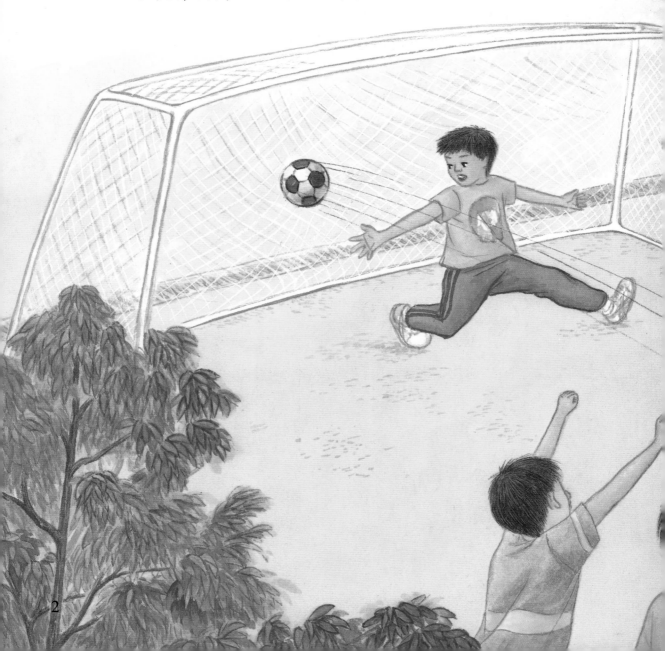

2

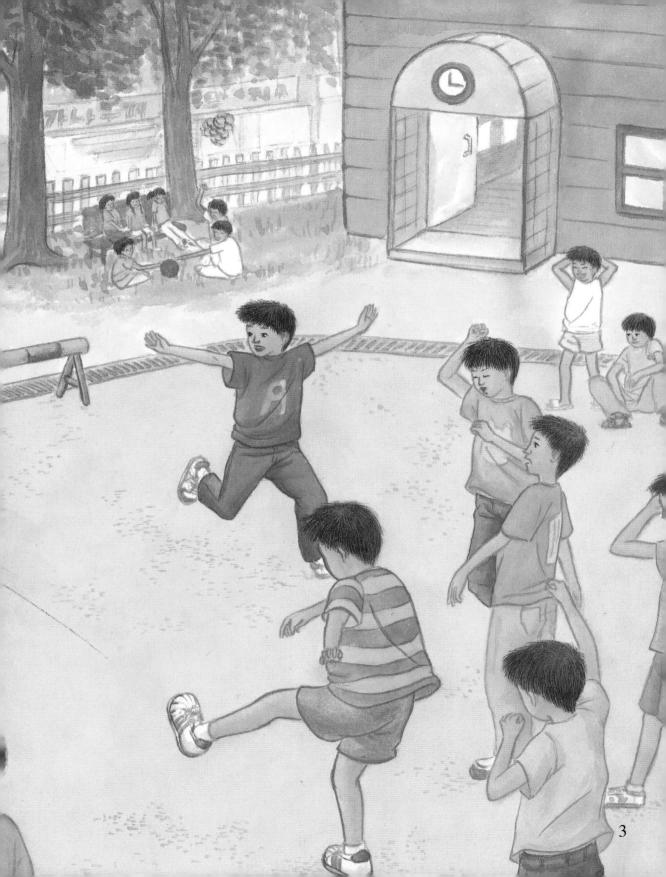

3

强强一边擦汗一边说：

"呀，出了好多汗！衣服都湿透了！"

真奇怪，观看比赛的小伙伴们怎么没出汗呢？

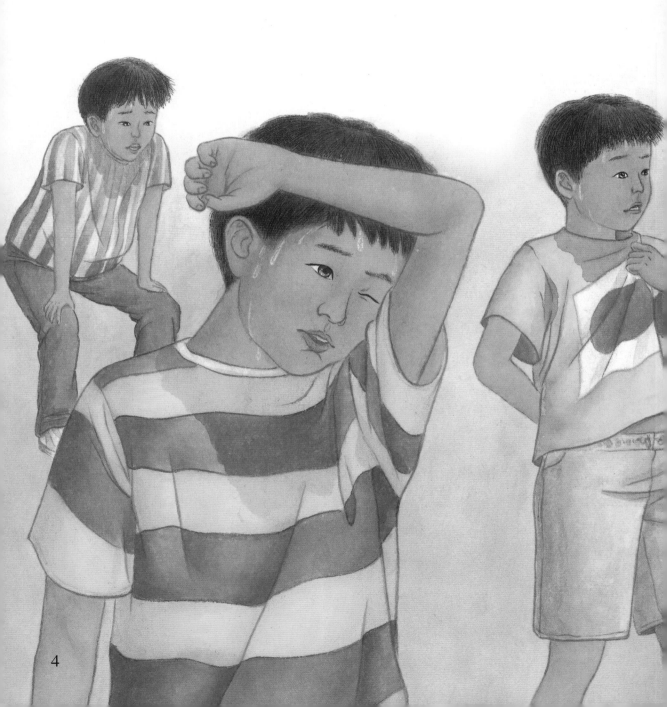

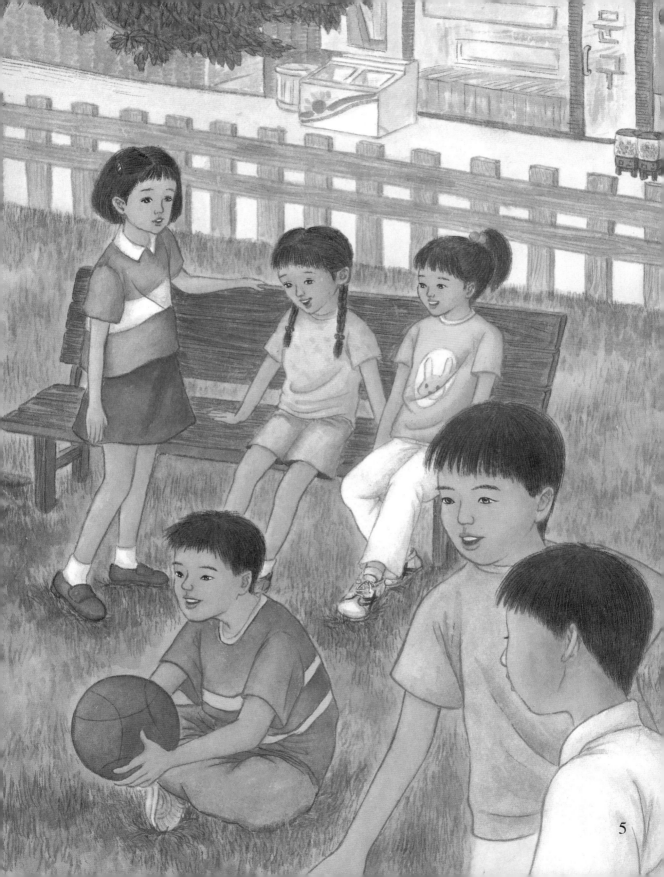

5

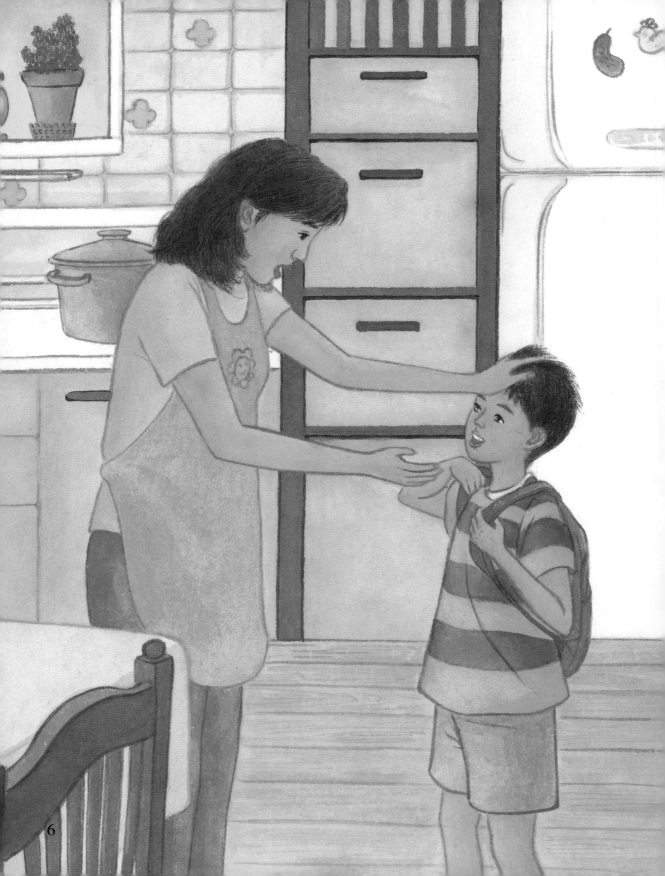

一回到家，强强就喊道："妈妈，好饿呀，我想吃饭！"
妈妈从厨房里走出来，一边给他擦汗，一边说：
"哟，看看你这一身汗，看来要赶紧给你补充能量呢。"
"能量？"强强不解地看了看妈妈。
妈妈和蔼地看着他，说：
"是啊。你流了那么多汗，需要赶紧补充能量。"

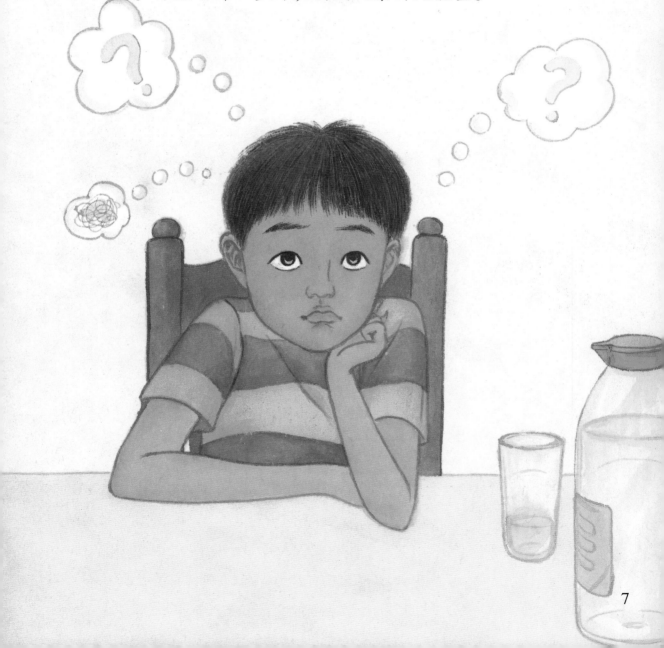

强强眨了眨眼睛，问：

"妈妈，那么，我流的汗都是能量变的吗？"

"对呀，真聪明！"

接着，妈妈给强强解释起流汗的原因。

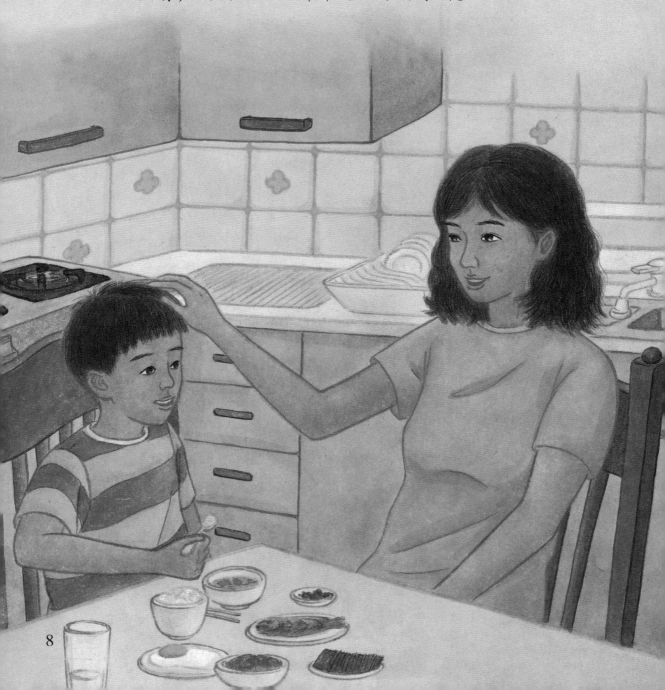

我们的身体是由骨骼和肌肉组成的。
肌肉包裹在骨骼的四周。
当肌肉带动骨骼运动时，
我们的身体才能正常活动。
正是因为有了骨骼和肌肉，
我们才可以站立和行走。

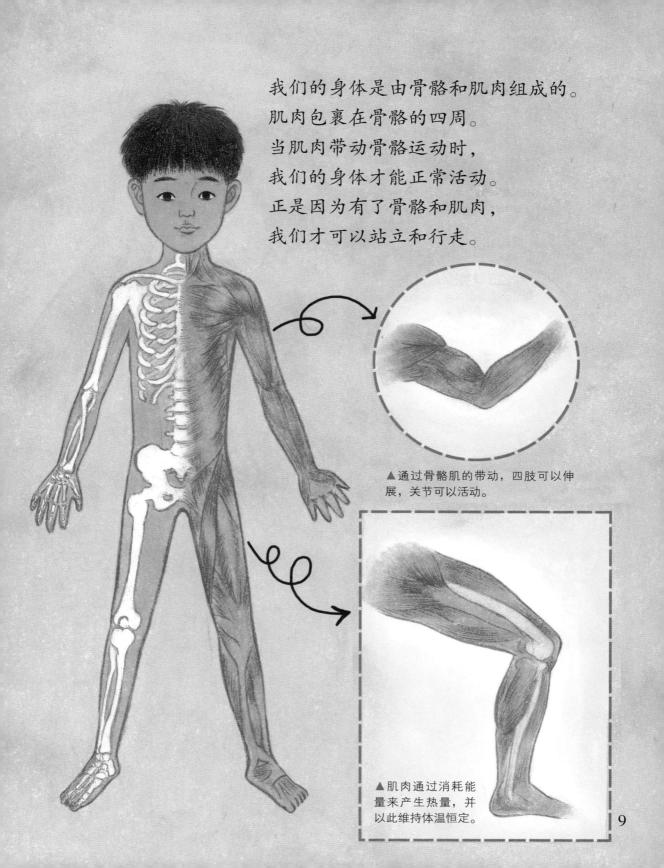

▲通过骨骼肌的带动，四肢可以伸
展，关节可以活动。

▲肌肉通过消耗能
量来产生热量，并
以此维持体温恒定。

9

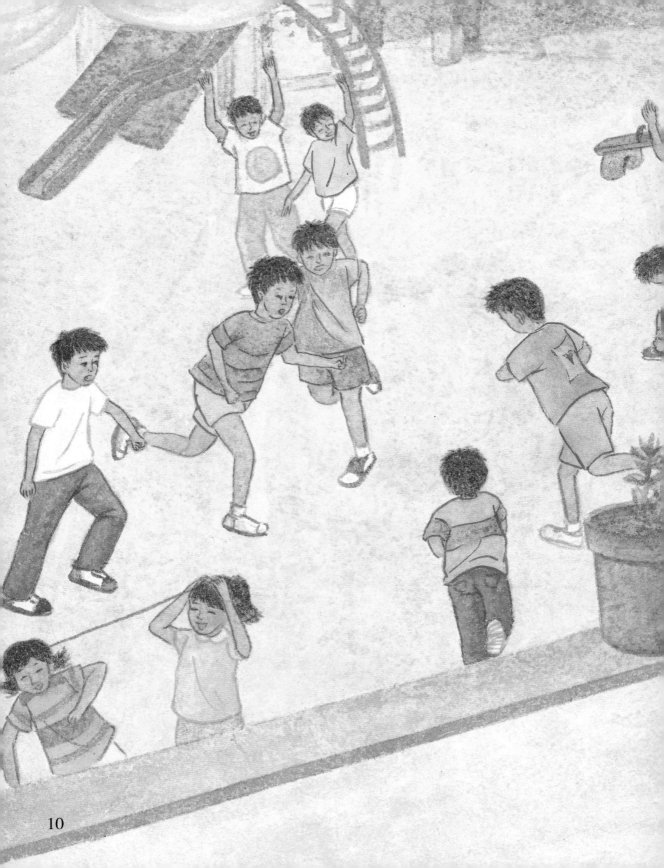

10

肌肉的活动离不开能量。

那么，能量是从哪里来的呢？

能量来自我们所吃的食物。

我们摄取的食物中含有很多营养成分，

这些营养成分被人体吸收后，运送到身体各处。

一旦人体需要活动，这些营养成分就会转化成能量。

剧烈运动之后，能量消耗掉很多，

所以我们会感到全身发软，毫无力气。

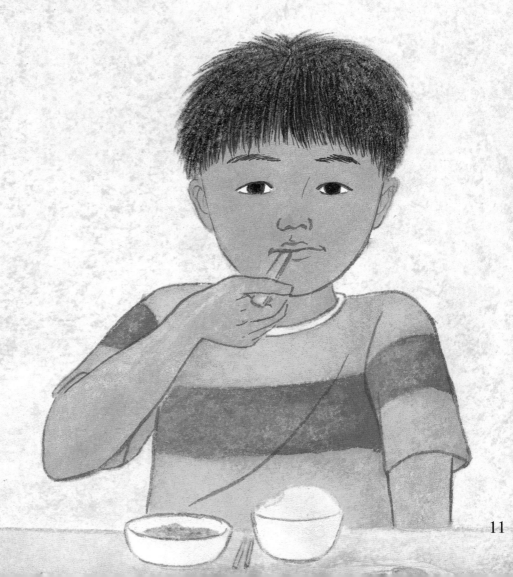

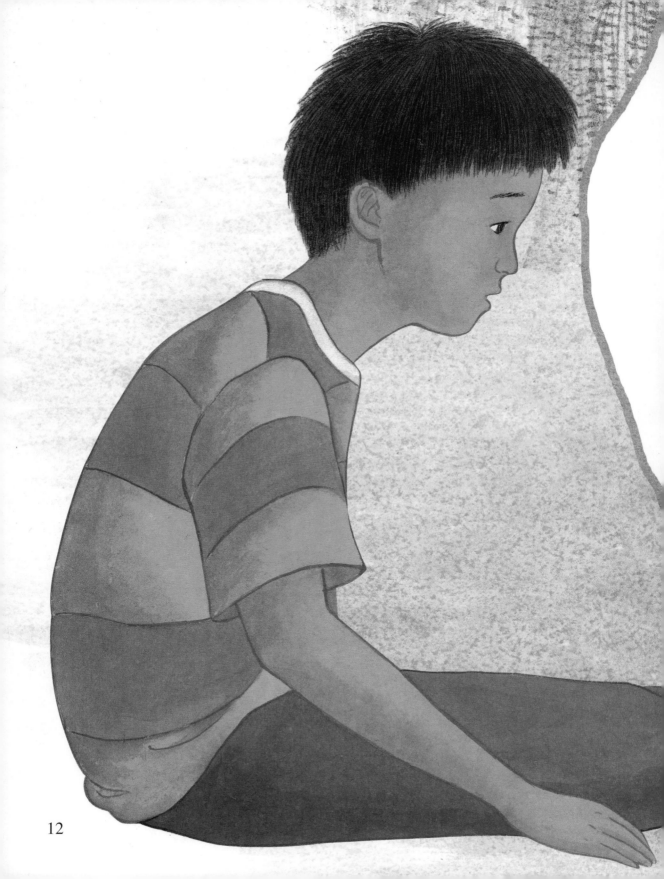

12

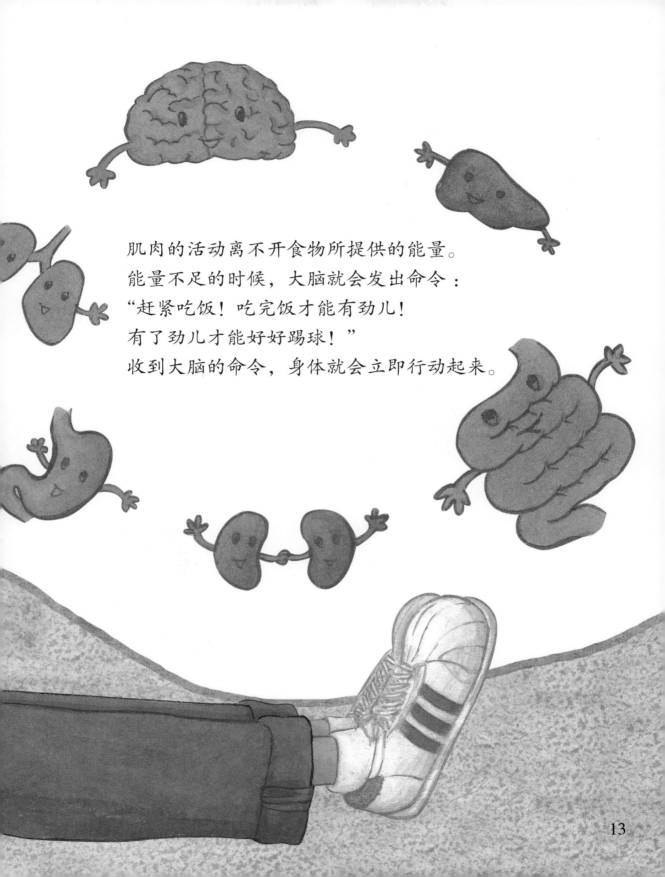

肌肉的活动离不开食物所提供的能量。
能量不足的时候，大脑就会发出命令：
"赶紧吃饭！吃完饭才能有劲儿！
有了劲儿才能好好踢球！"
收到大脑的命令，身体就会立即行动起来。

13

汽车运行的时候需要燃烧汽油，
同样，肌肉的任何活动都会燃烧储存在身体里的能量。
肌肉运动的时间越久，产生的热量就越多，身体也就越疲劳。
这是因为，热量是由能量转化来的，
身体产生的热量越多，消耗的能量也就越多。
我们会流汗，就是肌肉消耗体内能量的表现。

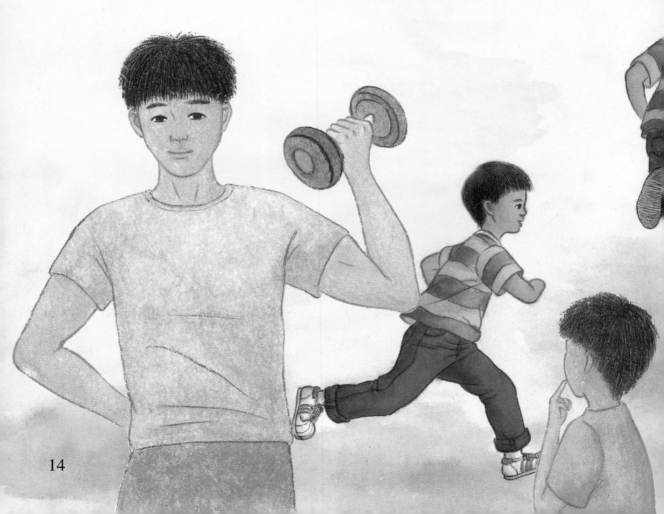

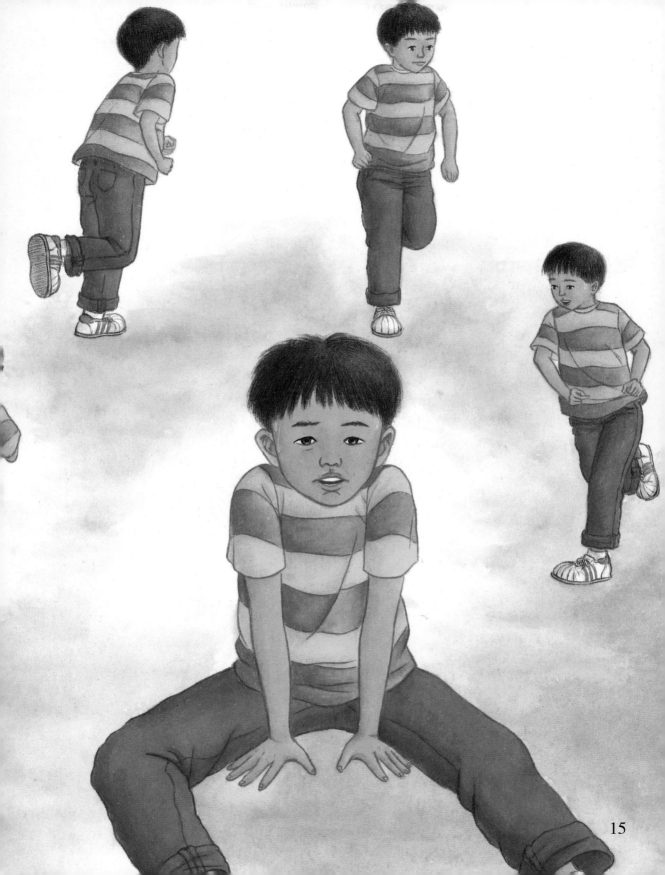

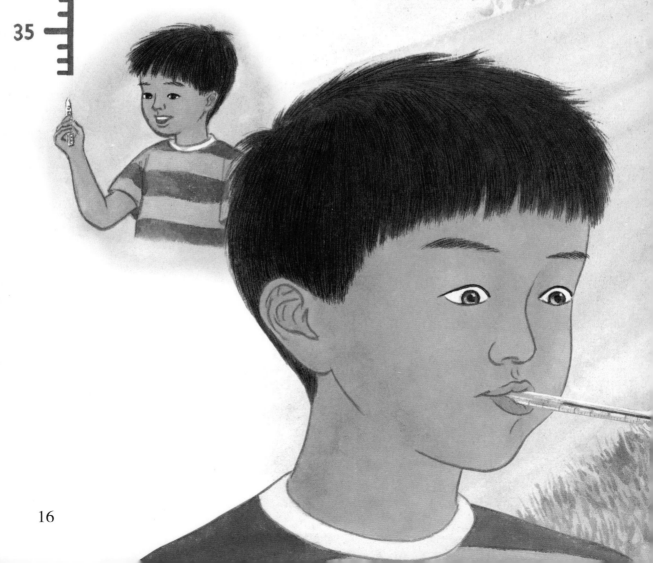

我们的体温一般维持在 36.5℃，
为了维持体温恒定，身体要不断地产生热量。
这些热量一部分用来维持体温，
多余的热量会通过皮肤散发出体外。
当多余的热量全部散发到体外的时候，
我们会感到身体清爽、心情愉悦。

37

36

35

16

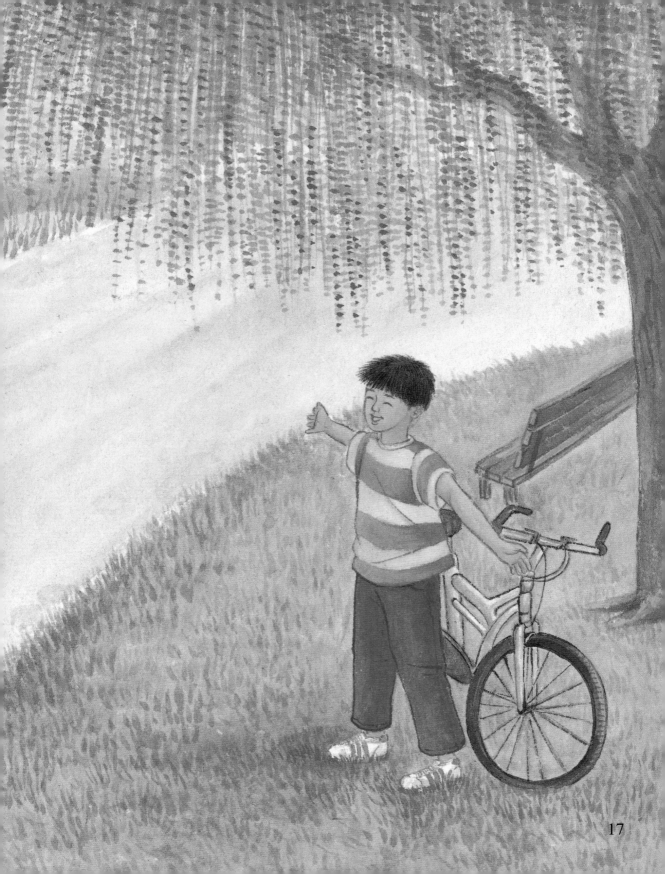

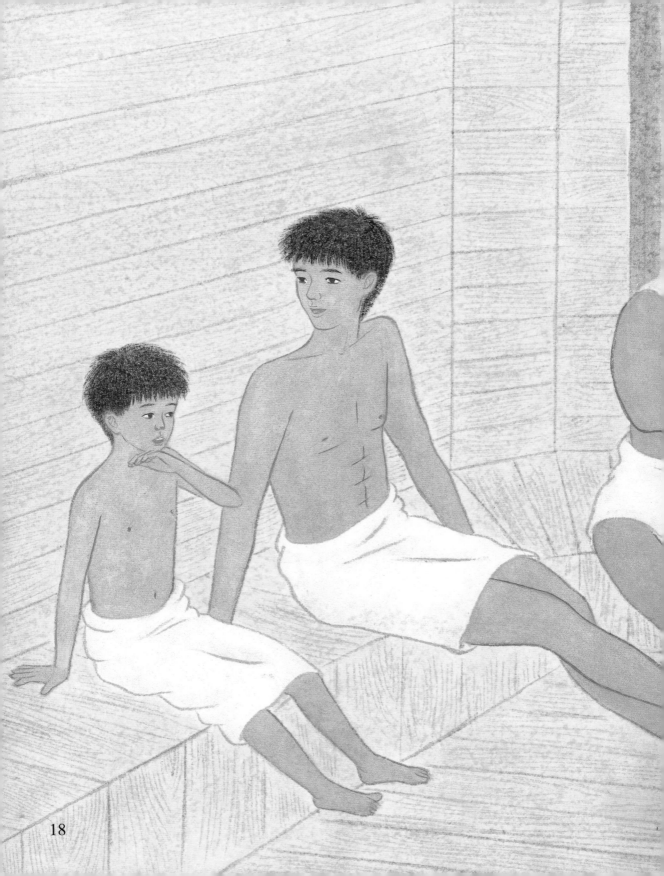

进入汗蒸房后，身体会流汗，皮肤会变红。
这是为什么呢？
原来，身体进入高温环境后，大脑会发出命令——
通过加速散热来维持体温平衡。
收到大脑的命令后，血管立即扩张，血液加速流动，
这样就带动了汗液的蒸发。

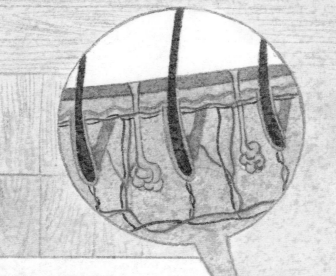

皮肤变红的原因

在桑拿室、汗蒸房、浴池里待久了，皮肤就
会变红。这是一种正常的生理现象。这是人
体在通过皮肤散热，以维持体温恒定。

那么，为什么流汗后就会感到凉爽呢？
原来，汗液携带着体内的热量，
以液体的形式通过毛孔来到皮肤表面。
这时，皮肤会变得湿润。
随后，皮肤表面的汗液蒸发到空气中。
水分蒸发会带走热量。这样，身体就会觉得凉爽。

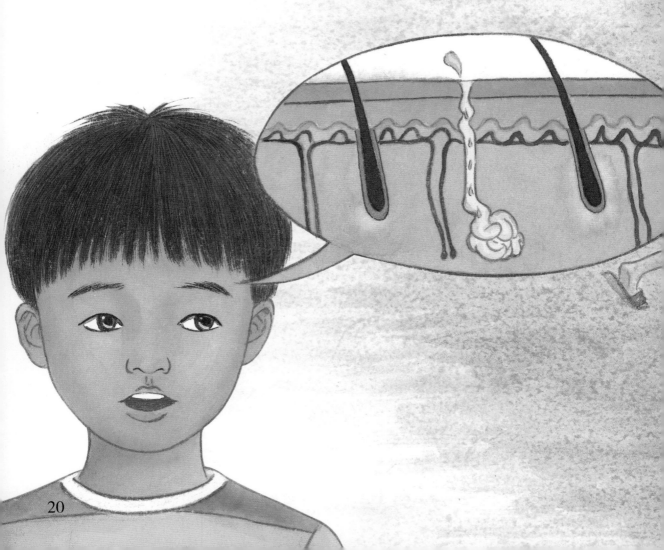

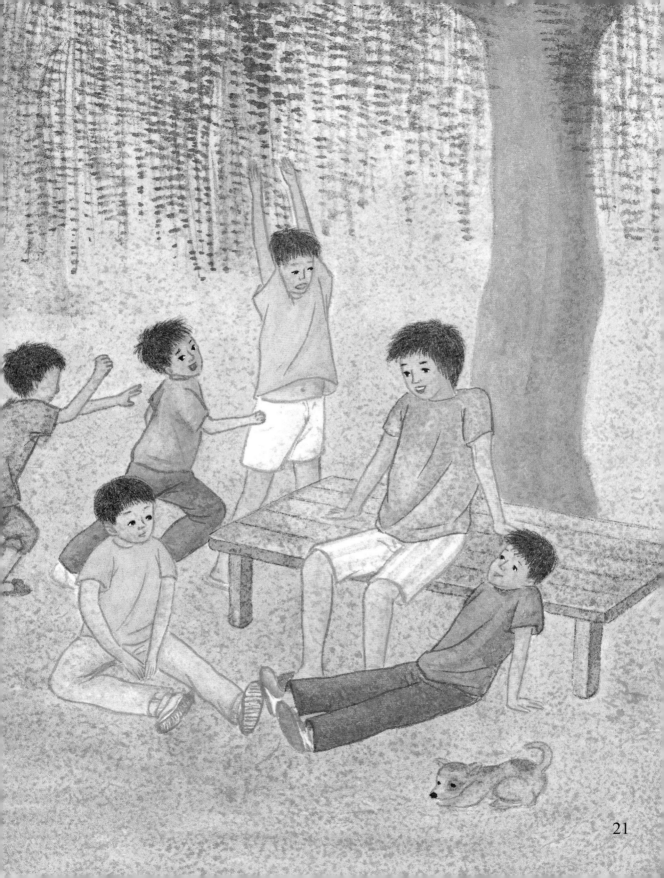

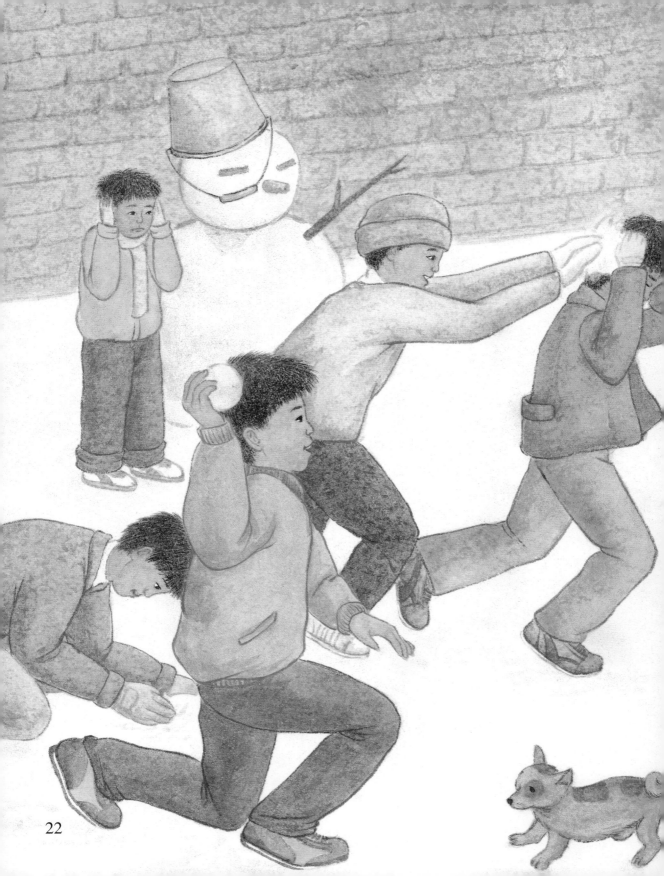

22

与此相反，一旦身体变冷，大脑就会立刻感知到：
"哎哟，太冷啦，得赶紧活动活动身体！"
随即，大脑迅速地给身体各个部位发出命令：
"马上产热！"
于是，全身立刻行动起来，开始产热运动。
嘴唇开始打冷战，手和腿开始发抖……
这样，身体就快速产生了热量。

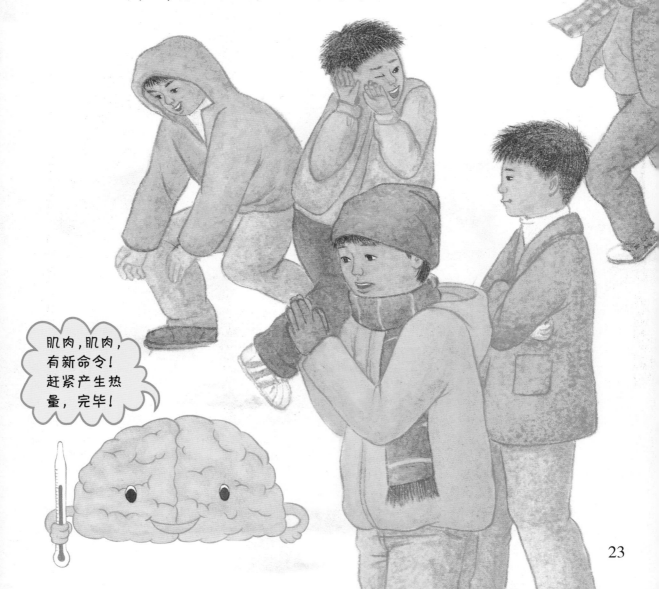

肌肉，肌肉，有新命令！赶紧产生热量，完毕！

23

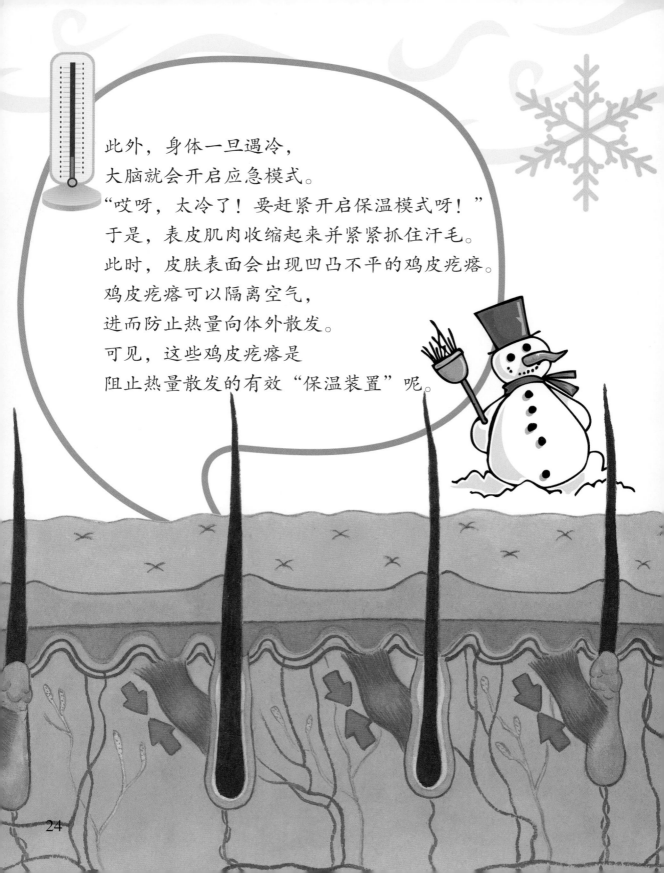

此外，身体一旦遇冷，
大脑就会开启应急模式。
"哎呀，太冷了！要赶紧开启保温模式呀！"
于是，表皮肌肉收缩起来并紧紧抓住汗毛。
此时，皮肤表面会出现凹凸不平的鸡皮疙瘩。
鸡皮疙瘩可以隔离空气，
进而防止热量向体外散发。
可见，这些鸡皮疙瘩是
阻止热量散发的有效"保温装置"呢。

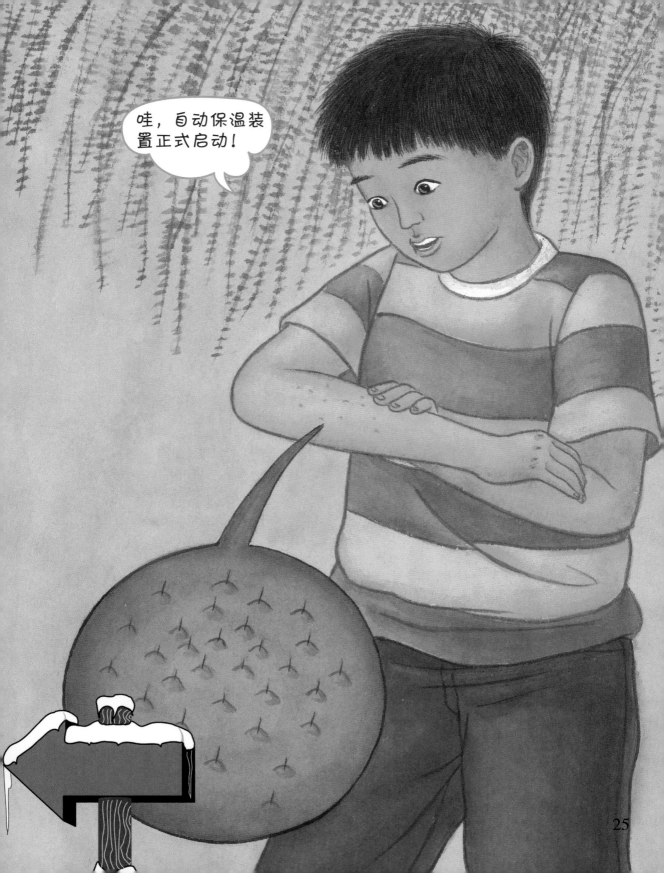

当散发出体外的热量多于体内所产生的热量时，
身体会感到冷。
这时，大脑就会给运动神经发出命令：
"工作指示！搓搓手，产生点儿热量！"
"缩起身子！少散点儿热量！"
我们在感到寒冷的时候，常常会缩起身子，
并下意识地揉搓双手，
其实，这都是我们根据大脑的指示做出的保温行为。

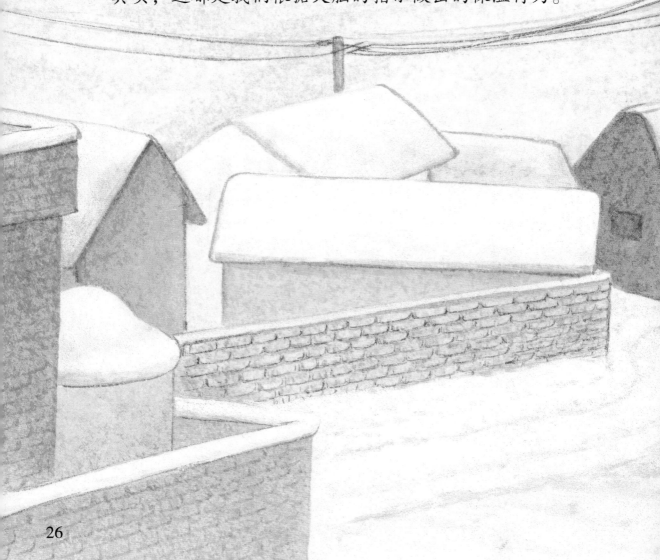

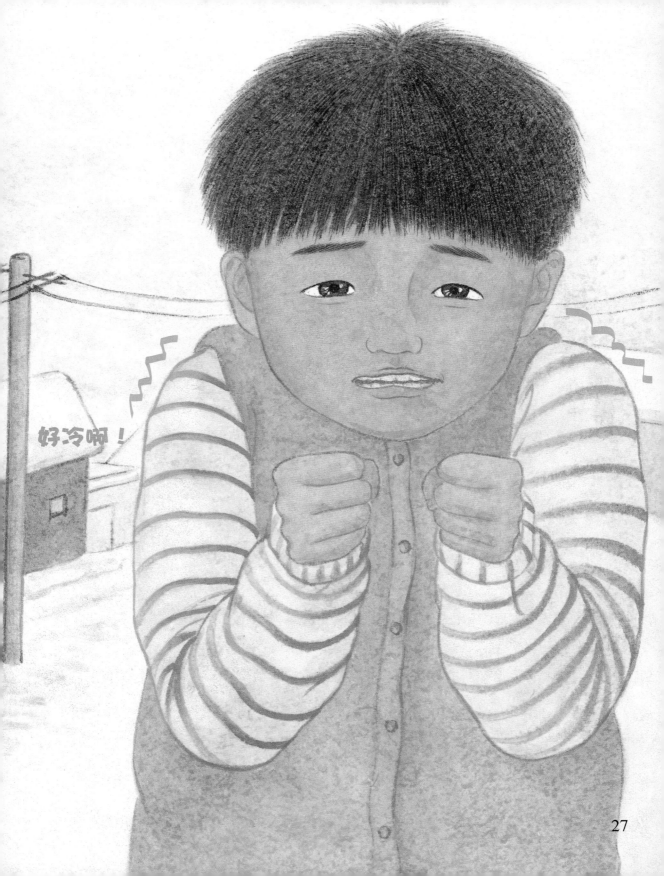

27

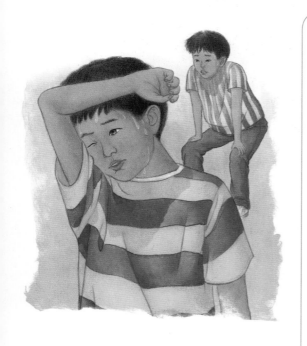

人体出汗
的奥秘

大脑调节体温

　　烈日炎炎的夏季，我们稍微一活动，身体就会流汗。每当这时候，我们都会不由自主地说："哎呀，好热呀！"然后，边擦汗，边找水喝。发烧的时候，体温升高，身体也会流汗。这样看来，身体热的时候我们就会流汗呀！这是为什么呢？

　　人是体温维持在36.5℃的恒温动物。因此，体温是衡量身体健康的一个重要指标。体温高于正常值时，身体往往通过流汗来降低体温。所以，汗液在维持体温恒定方面起到了至关重要的作用。

　　当大脑的温度达到36.9℃时，身体就会开始流汗。下丘脑通过皮肤上的温度感受器感知体外温度，同时，通过体内温度感受器感知血管温度。当体内温度过高时，通过流汗将热量散发出体外；相反，身体变冷后，会通过抑制汗液分泌、竖起毛根、出现鸡皮疙瘩、收缩毛细血管等方式来减少热量的散失，或者通过打冷战来产生热量。喝了凉水后，我们的身体会减少流汗，这是因为，下丘脑感知到体内温度下降后，会抑制汗液的分泌。

▼感知到寒冷，身体就会通过肌肉活动来产生热量。

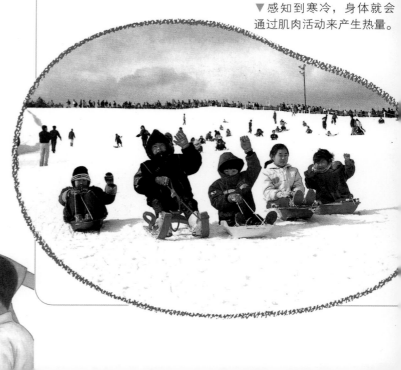

28

汗腺的种类与汗液的成分

　　人体内大约有二百万到五百万个汗腺，这些汗腺又分为外分泌腺和内分泌腺。其中，外分泌腺遍布身体各处，内分泌腺则主要集中在腋下、乳晕及阴部。那么，你知道从汗腺里流出的汗液中有什么成分吗？

　　其实，汗液中有99%是水分。除此之外，还有少量的钠、氯、钾、镁、氨等电离子。这些电离子大部分会变成盐，所以舌头碰到汗液的时候就会感觉咸咸的。

　　流汗过多时肌肉会发生痉挛。在马拉松比赛或者其他运动比赛中，我们经常可以看到运动员喝水的场景，这样做是为了减轻肌肉疲劳，补充因流汗而流失的水分。

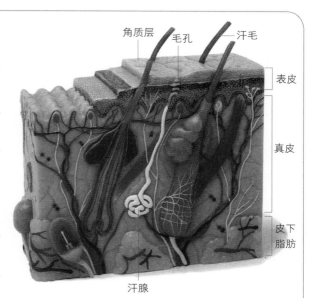

角质层　毛孔　汗毛

表皮

真皮

皮下脂肪

汗腺

▲ 汗腺——位于皮肤和毛孔的下方，被毛细血管紧紧包围。

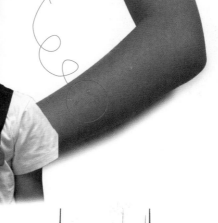

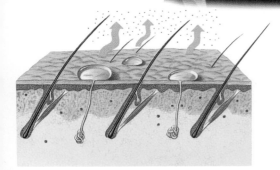

热的时候——毛孔张开，汗毛微微倾斜，以利于散热。

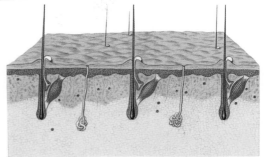

冷的时候——毛孔闭合，汗毛直立，减少热量散失。

29

一天的出汗量

　　人体的出汗量不是固定不变的。一般来讲，夏季比冬季的出汗量多；做剧烈运动的运动员出汗量比普通人行走时的出汗量多。

　　普通人一天的出汗量约为 500～700 毫升，专业足球运动员在比赛时的出汗量约为 4000 毫升，而马拉松运动员在完成长跑后，出汗量可达到 6000 毫升。如果流汗过多，肌肉就不能进行正常的水分供给，可能会引起肌肉痉挛。

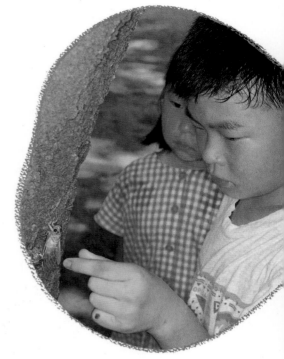

▲ 运动量、身体条件、气候等不同，出汗量也不相同。

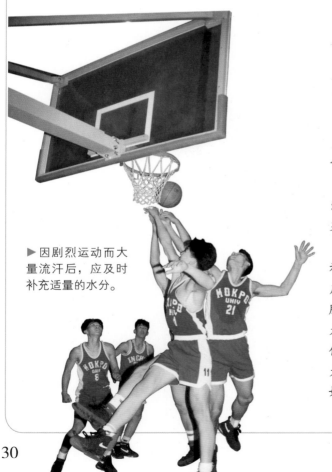

▶因剧烈运动而大量流汗后，应及时补充适量的水分。

夏季皮肤的天敌——痱子

　　夏季，如果出汗过多，身体容易出现痱子。出汗多、皮肤细嫩的婴儿更容易起痱子。

　　痱子是皮肤病的一种。如果汗液和皮肤的排泄物堵塞毛孔，就会引起皮肤炎症，并最终变成痱子。一旦皮肤上出现大面积的痱子，堵塞的毛孔无法将体内多余的热量散发出去，身体就无法进行正常的体温调节。因此，为有效预防痱子，应尽量穿透气性良好的衣服。勤洗澡，同时避免阳光直射。

动物们的汗液

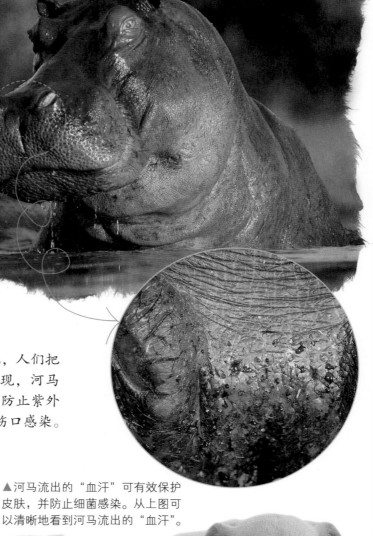

只有恒温动物才会流汗，变温动物不会流汗。大部分哺乳动物有外分泌腺，马和驴的外分泌腺像人类的外分泌腺一样发达，它们热的时候，也会像人一样，从毛孔里流出汗液。

夏季高温环境中，狗狗们常常会将长长的舌头伸出来，并大口喘气。因为狗的身体表面没有汗腺，只能靠这种方法来降温散热。

河马流的汗液是红色的。因此，人们把河马流的汗叫做"血汗"。研究发现，河马的"血汗"可以有效吸收紫外线，防止紫外线穿透皮肤，还可以预防皮肤上的伤口感染。

▲河马流出的"血汗"可有效保护皮肤，并防止细菌感染。从上图可以清晰地看到河马流出的"血汗"。

▶狗常常通过伸出长舌头、大口喘气等方式来散热。

31

图书在版编目（CIP）数据

我的身体真奇妙 . 3. 人体出汗的奥秘 /（韩）金英丽文;（韩）洪慧京绘;马敏译 .
—青岛: 青岛出版社; 2016.2（小书虫爱科学）
ISBN 978-7-5552-2311-5

Ⅰ . ①我… Ⅱ . ①金… ②洪… ③马… Ⅲ . ①人体—儿童读物 Ⅳ . ① R32-49

中国版本图书馆 CIP 数据核字 (2016) 第 028081 号

山东省版权局著作权合同登记号　图字: 15-2015-51 号

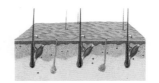

（小书虫爱科学）
我的身体真奇妙·人体出汗的奥秘
文字 /（韩）金英丽
绘图 /（韩）洪慧京
译者 / 马敏
出版发行 / 青岛出版社（青岛市海尔路 182 号，266061）
本社网址 / http://www.qdpub.com
邮购电话 / 13335059110　0532-68068026
责任编辑 / 周莉
封面设计 / 智于设计
制版 / 青岛竖仁广告有限公司
印刷 / 青岛双星华信印刷有限公司
出版日期 / 2016 年 7 月第 1 版　2016 年 7 月第 1 次印刷
开本 / 16 开（889mm×1194mm）
印张 / 16
字数 / 160 千
书号 / ISBN 978-7-5552-2311-5
定价 / 104.00 元（共八册）

编校印装质量、盗版监督服务电话　4006532017　0532-68068638
印刷厂服务电话　0532-86828878
本书建议陈列类别: 图画书·儿童科普

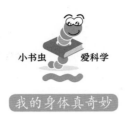

小书虫　爱科学

我的身体真奇妙

人为什么会生病

（免疫）

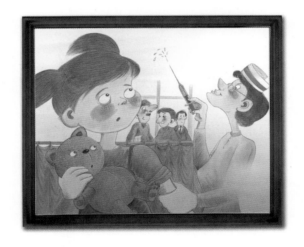

（韩）杨胜完 文 ｜（韩）金白松 绘 ｜金成根 译

青岛出版社
QINGDAO PUBLISHING HOUSE

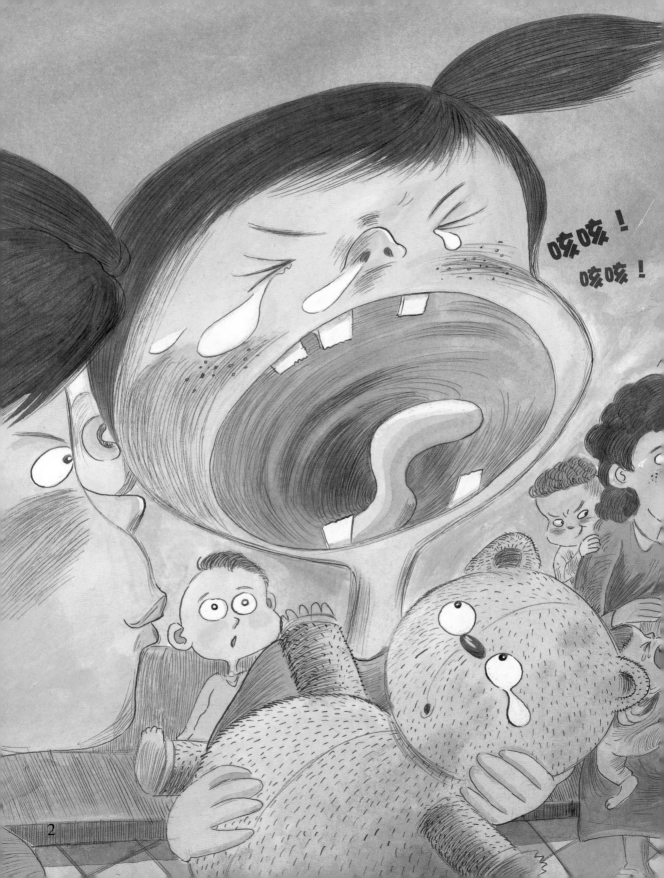

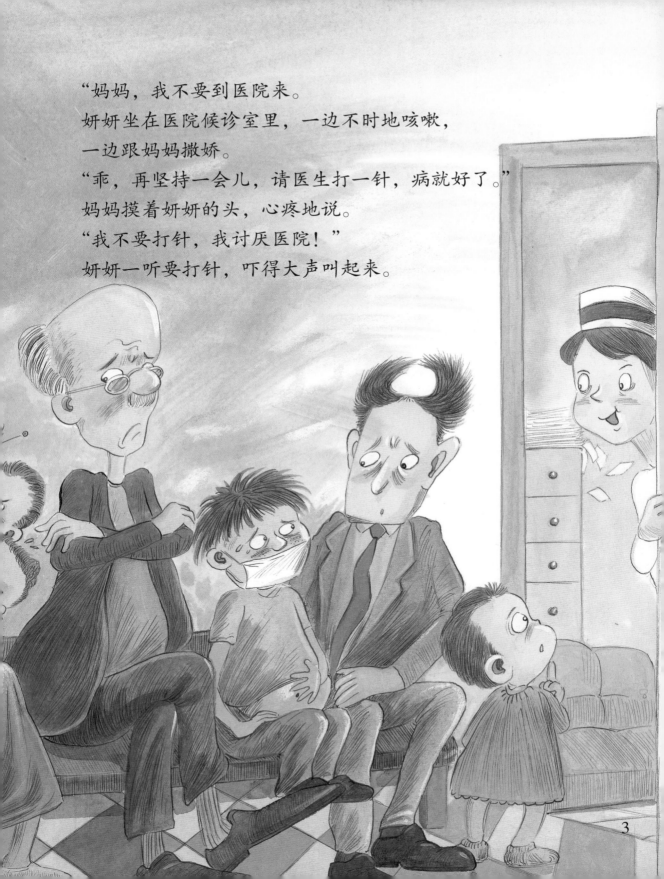

"妈妈，我不要到医院来。

妍妍坐在医院候诊室里，一边不时地咳嗽，

一边跟妈妈撒娇。

"乖，再坚持一会儿，请医生打一针，病就好了。"

妈妈摸着妍妍的头，心疼地说。

"我不要打针，我讨厌医院！"

妍妍一听要打针，吓得大声叫起来。

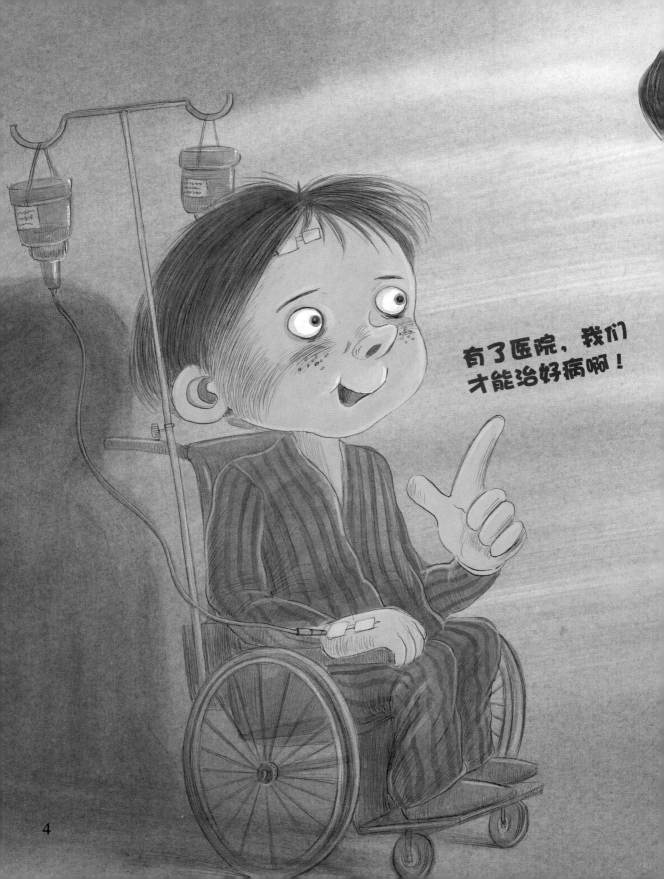

4

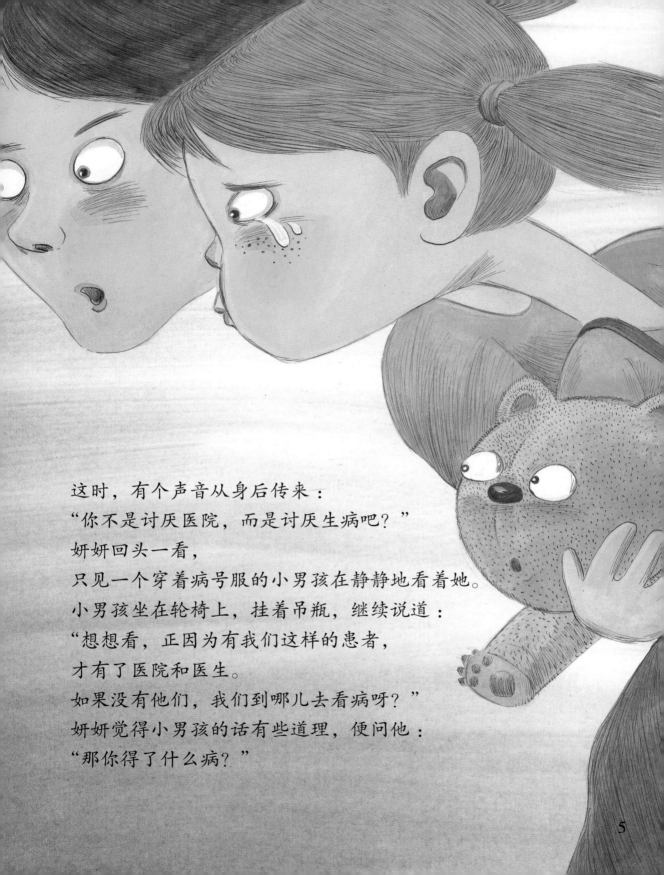

这时，有个声音从身后传来：
"你不是讨厌医院，而是讨厌生病吧？"
妍妍回头一看，
只见一个穿着病号服的小男孩在静静地看着她。
小男孩坐在轮椅上，挂着吊瓶，继续说道：
"想想看，正因为有我们这样的患者，
才有了医院和医生。
如果没有他们，我们到哪儿去看病呀？"
妍妍觉得小男孩的话有些道理，便问他：
"那你得了什么病？"

5

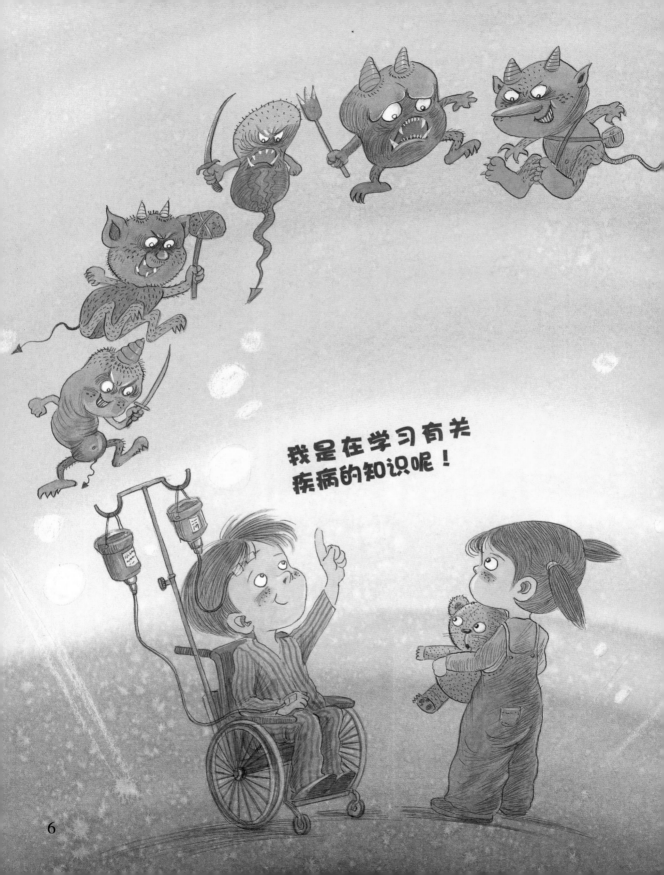

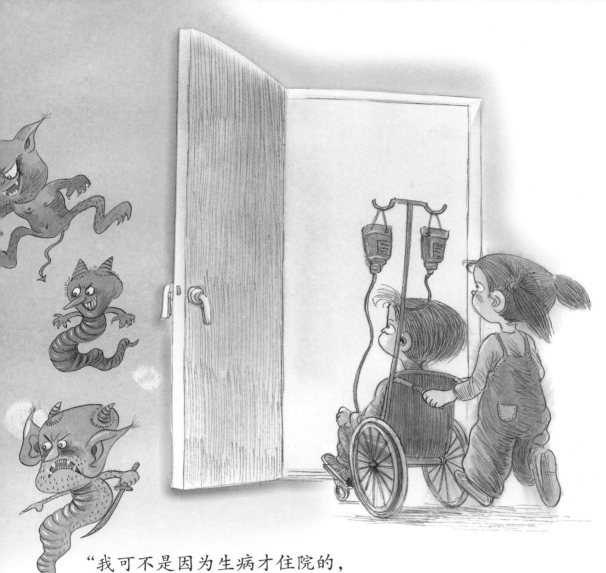

"我可不是因为生病才住院的，
我是在学习有关疾病的知识呢！"小男孩说。
"撒谎。你穿着病号服，挂着吊瓶，还说自己没病？
我才不相信呢。"
"我这也是为了更好地学习。穿上病号服是什么心情，
怎么扎针才能不那么疼，这都是我要学习的内容。"
"那你知道我为什么会生病吗？"妍妍问。
"当然知道。跟我来，我给你看样东西。"

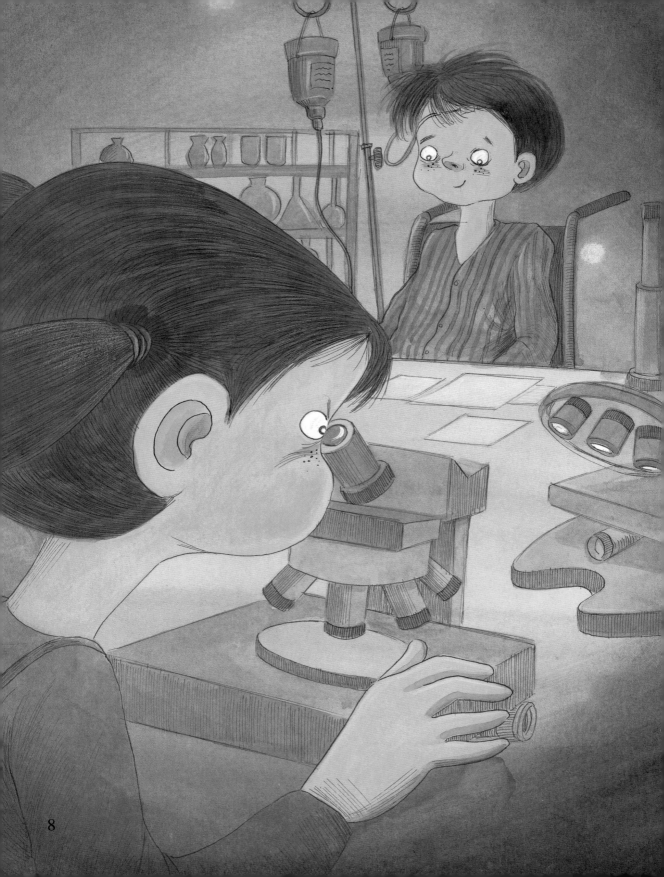

8

妍妍跟着小男孩来到一个有很多显微镜的房间。
"过来看看。"小男孩在一台显微镜旁招呼妍妍。
妍妍走过去一看，顿时惊呆了。
天哪！那是些什么啊！
妍妍透过显微镜看到一些怪模怪样的小东西。
它们聚集在一起，缓慢地蠕动着，好恐怖呀。

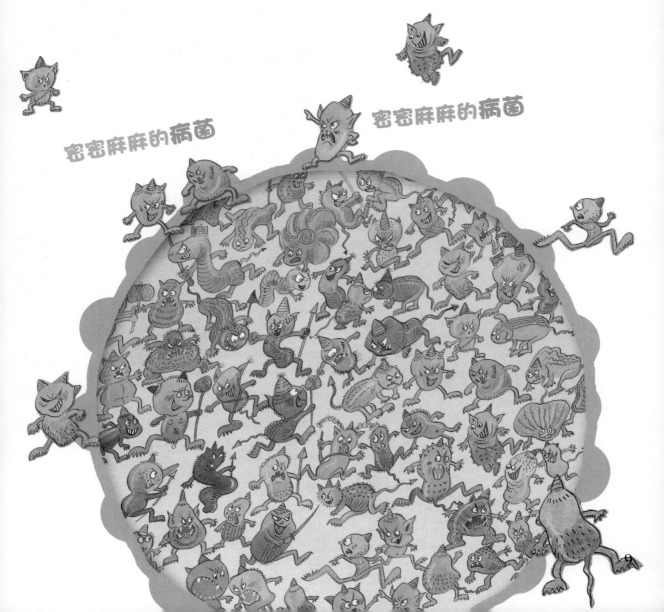

密密麻麻的病菌　　密密麻麻的病菌

9

"那些都是病菌，是细菌的一种。
因为它们太小了，只有通过显微镜才能看见。
如果这些病菌侵入我们的身体，我们就会生病。
但是，并不是所有的细菌都像病菌一样
对身体有害。"
"那就是说，还有对身体有益的细
菌喽？"
"当然了，细菌也分好多种呢。
比如，你喜欢喝的酸奶就
是用对身体有益的细菌加
工出来的。"

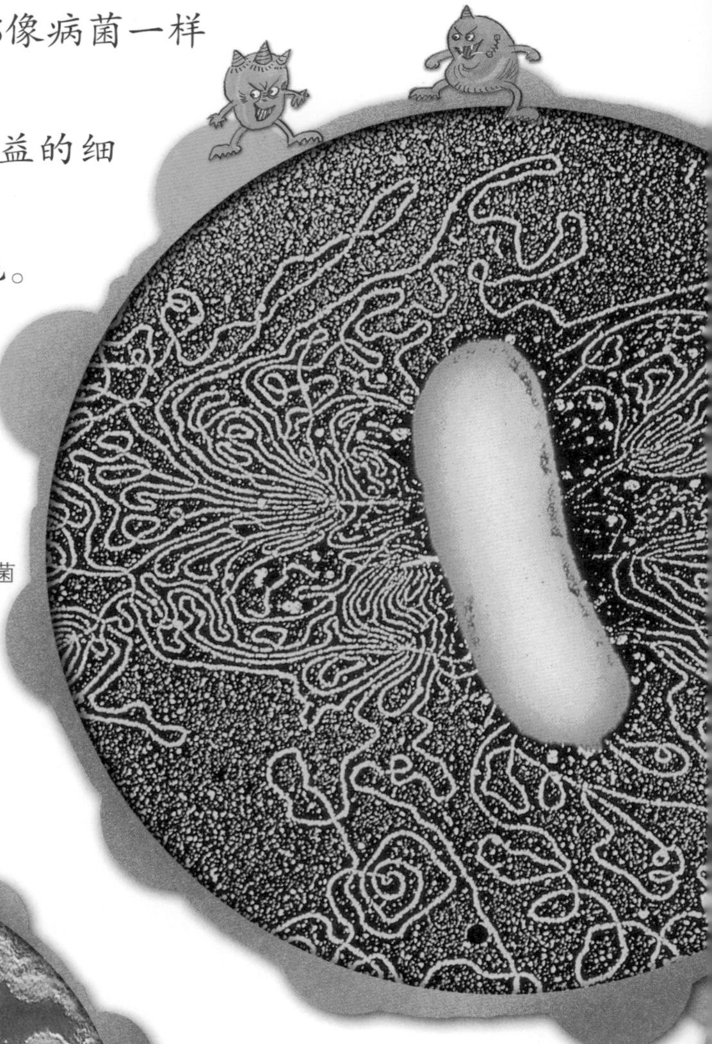

▶ 大肠杆菌

◀ 曲霉菌

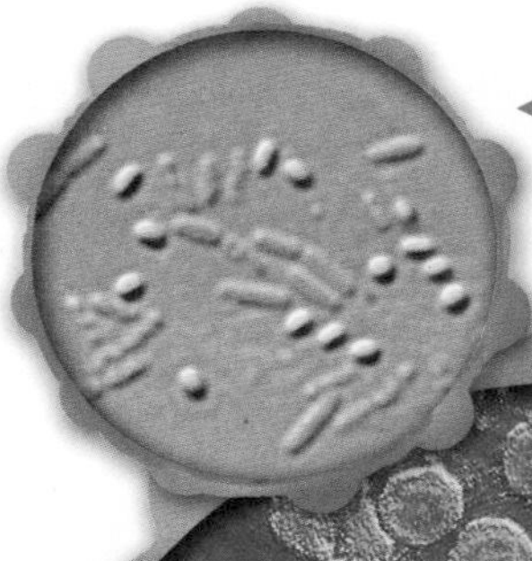

▼ 麻疹病毒

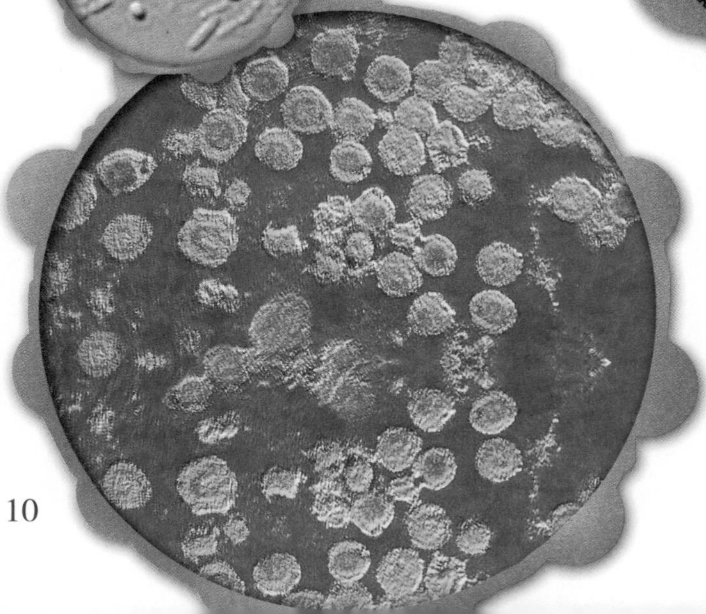

细菌是什么？

细菌是由单细胞构成的最小、最低级的
微生物。有些细菌对人体有益，可以用
来加工食物或用作抗生物质；有些细菌
则对人体有害，如破伤风菌、霍乱菌、
白喉菌、结核菌等，这些有害细菌会引
发疾病。除细菌外，对人体有害的微生
物还有病毒、立克次氏体等。

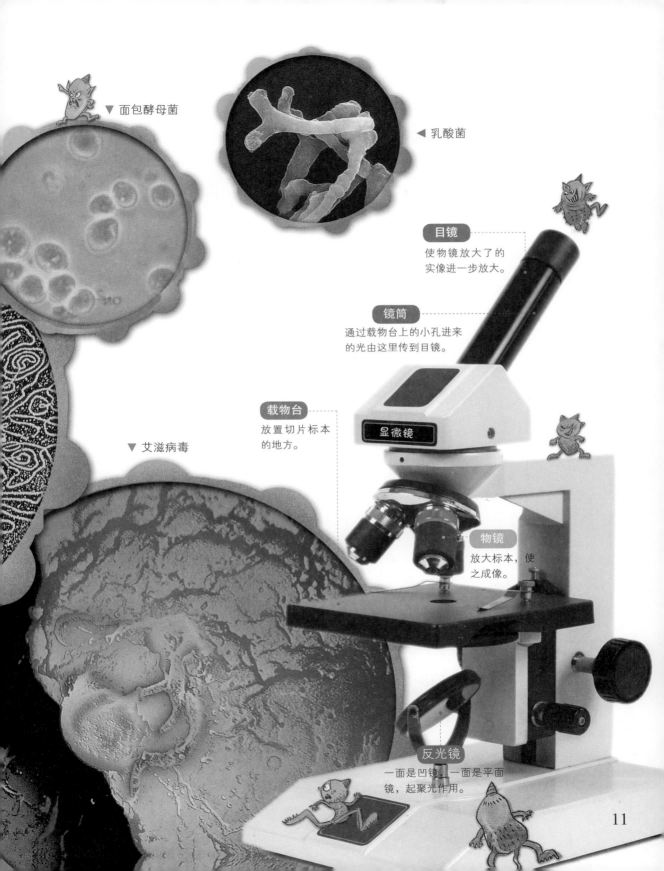

▼ 面包酵母菌

◀ 乳酸菌

目镜

使物镜放大了的
实像进一步放大。

镜筒

通过载物台上的小孔进来
的光由这里传到目镜。

▼ 艾滋病毒

载物台

放置切片标本
的地方。

显微镜

物镜

放大标本，使
之成像。

反光镜

一面是凹镜，一面是平面
镜，起聚光作用。

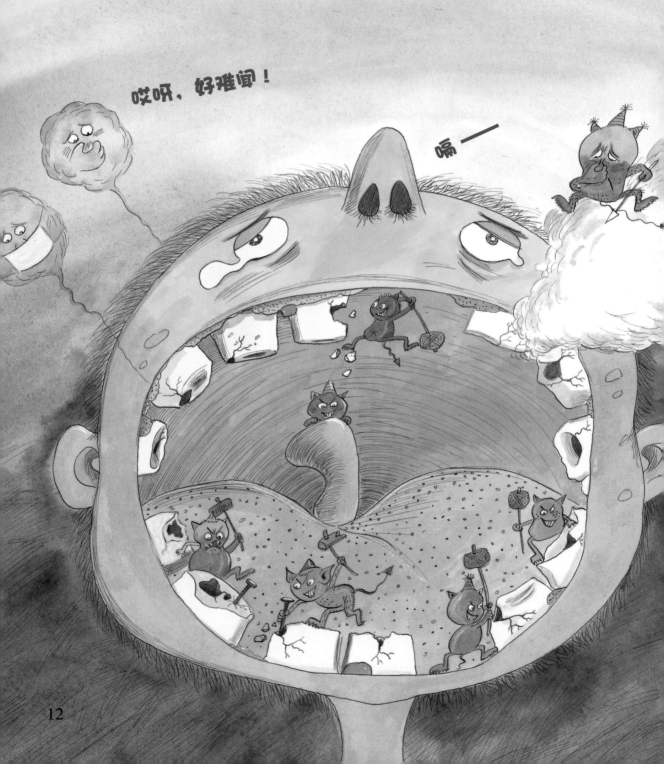

"使我们生病的细菌是从哪儿来的呢？"
妍妍眨巴着眼睛问小男孩。
"放了很长时间的食物或不卫生的食物
会产生细菌，
手脚洗不干净会滋生细菌，
吃完东西不刷牙，牙齿上也会产生细菌，
这些细菌都会使人生病。"
小男孩认真地说。

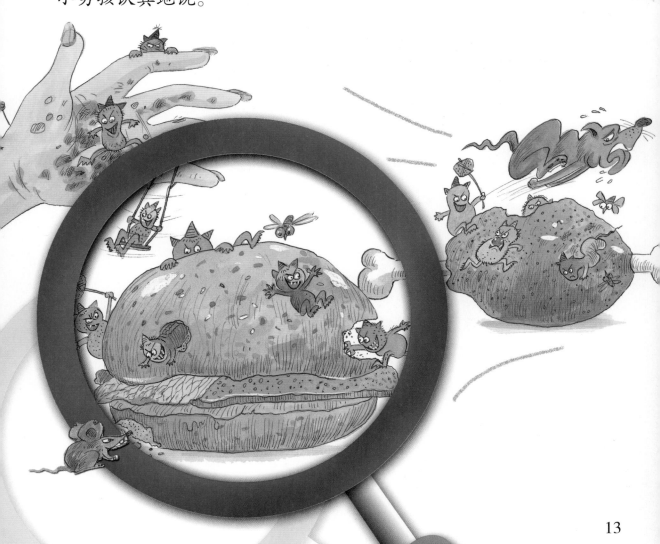

13

"如果你没洗手就直接抓起放了很长时间的食物吃，
手上和食物里的细菌就会疯狂地进入你的身体。
你很快就会觉得肚子疼，
可能会拉肚子，发高烧。
严重的话，皮肤还会变得又红又肿。"

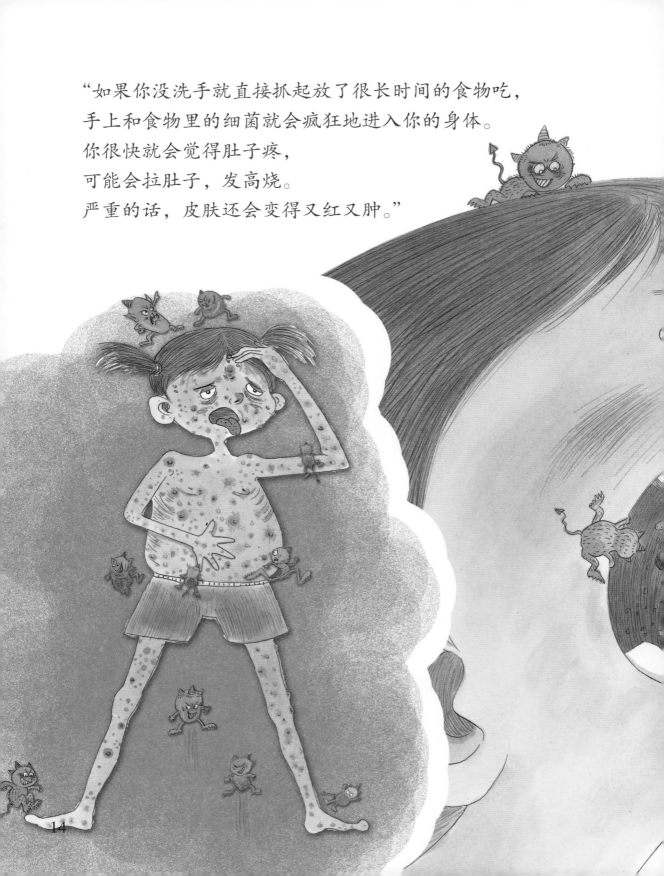

14

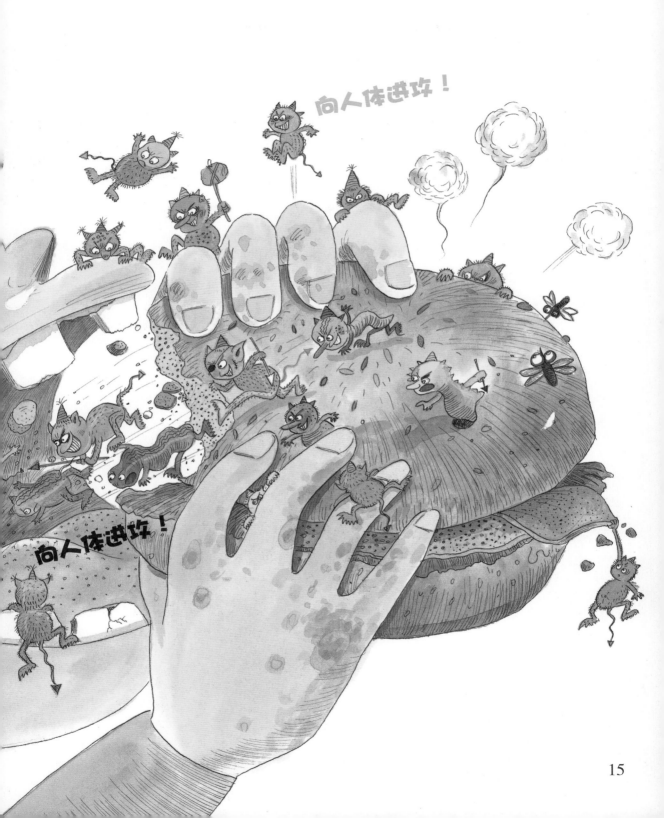

15

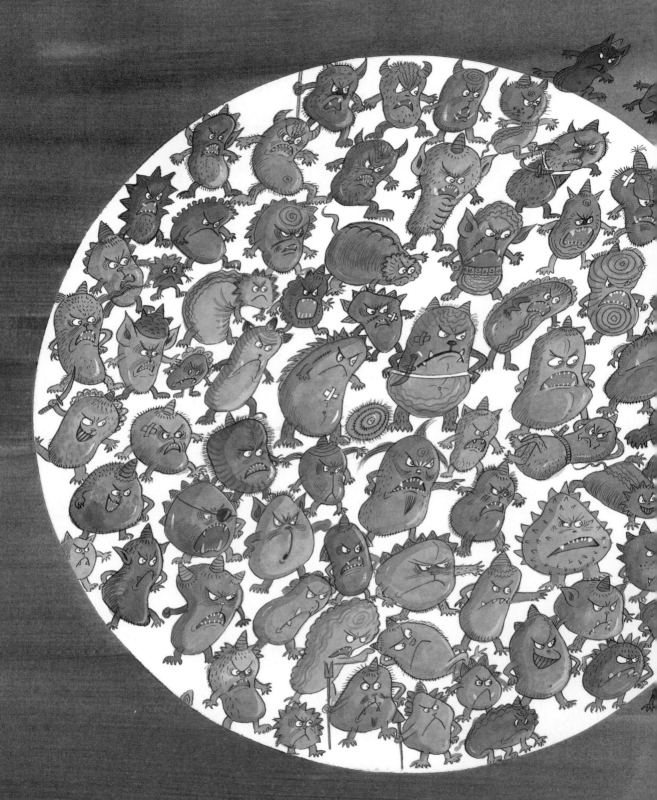

16

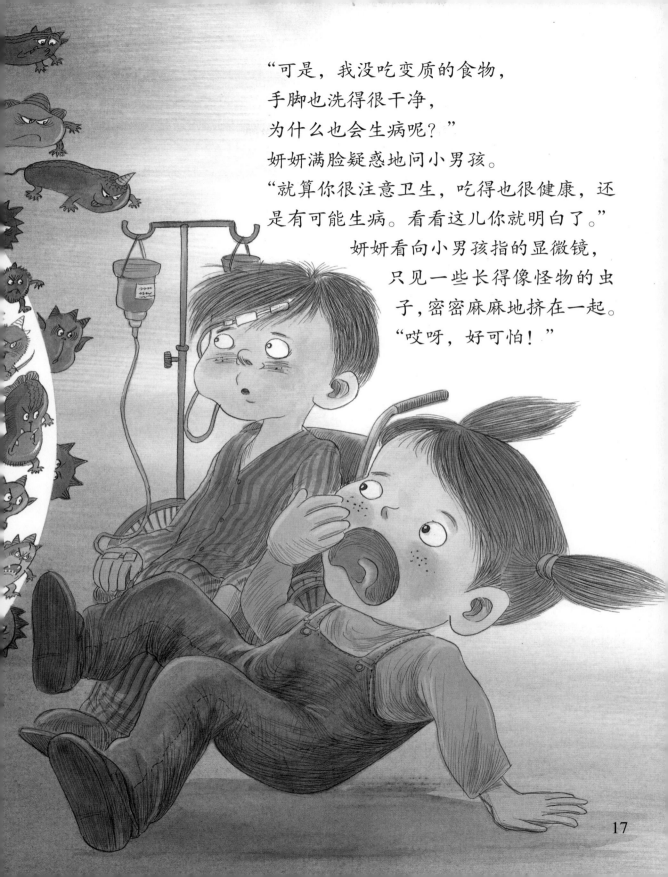

"可是，我没吃变质的食物，
手脚也洗得很干净，
为什么也会生病呢？"
妍妍满脸疑惑地问小男孩。
"就算你很注意卫生，吃得也很健康，还
是有可能生病。看看这儿你就明白了。"
妍妍看向小男孩指的显微镜，
只见一些长得像怪物的虫
子，密密麻麻地挤在一起。
"哎呀，好可怕！"

妍妍吓得后退几步，差点摔倒。

"你看到的是病毒，体内有病毒也会生病的。"

小男孩似乎对病毒无所不知，他胸有成竹地跟妍妍解说。

"那为什么有的病还会传染呢？"妍妍追问。

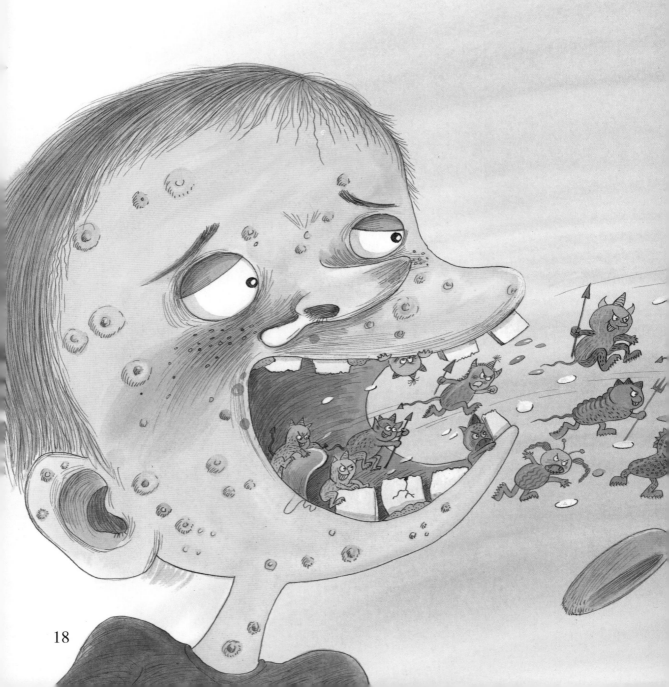

18

"病毒时刻准备从人体里跑出来。
比如，和朋友聊天的时候，对方嘴里会喷出唾液，
唾液中的病毒就会悄悄地进入你的体内。
还有，你和狗狗亲亲的时候，也会受到病毒的攻击。"
"真的吗？那受到病毒攻击后会怎么样呢？"
妍妍的眼睛瞪得圆圆的，充满了好奇。

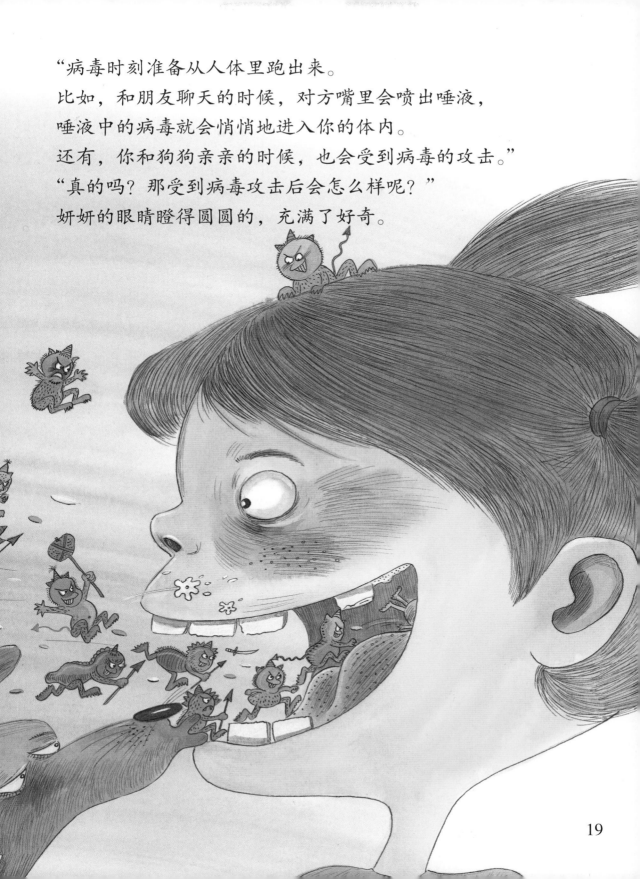

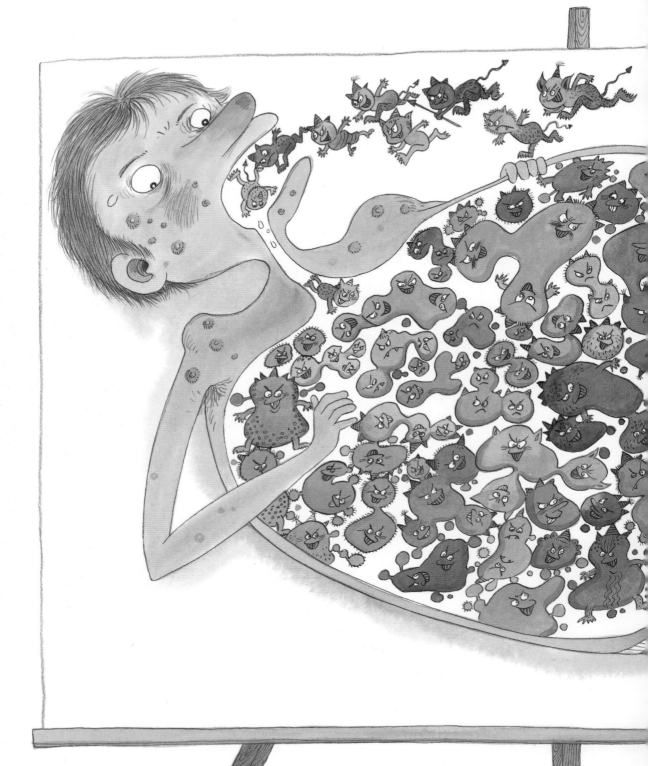

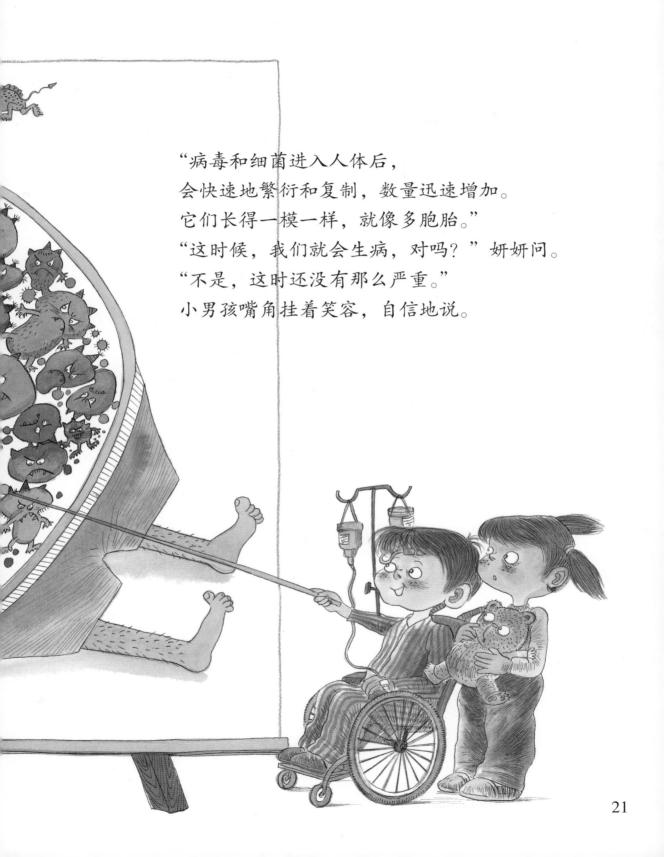

"病毒和细菌进入人体后，
会快速地繁衍和复制，数量迅速增加。
它们长得一模一样，就像多胞胎。"
"这时候，我们就会生病，对吗？"妍妍问。
"不是，这时还没有那么严重。"
小男孩嘴角挂着笑容，自信地说。

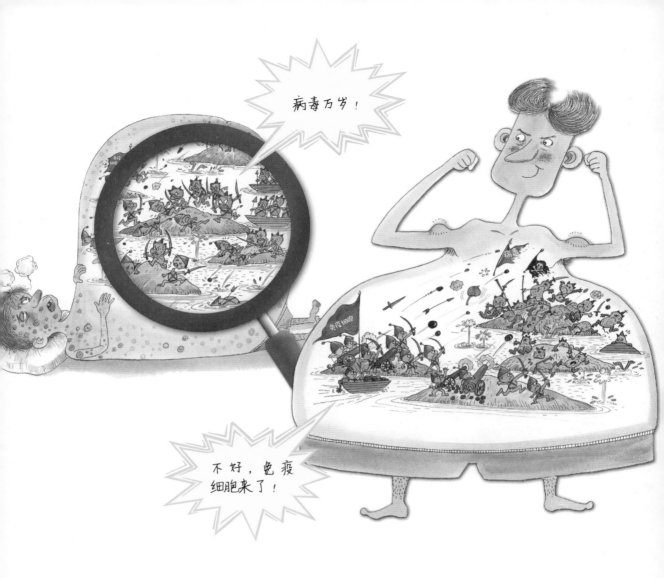

"我们的身体内有免疫细胞。
当病毒或者细菌入侵的时候，
免疫细胞会拼命地与它们搏斗。
如果免疫细胞消灭了病毒，我们就不会生病。
如果免疫细胞战败了，我们就会生病。
免疫细胞就是我们身体的守护神。"

小男孩说得正起劲儿，
护士姐姐推门进来了。
"可找到你了！该打针了，跟我走吧！"
说着，护士姐姐把坐在轮椅上的小男孩推走了。
妍妍刚走出房间，就遇到了正到处找她的妈妈。
"生病了还到处乱跑，妈妈好着急呀！
我们去做检查吧。"
妈妈拉着妍妍向检查室方向走。
"不去，不去！我不想打针！"
妍妍哭喊着想挣脱妈妈。

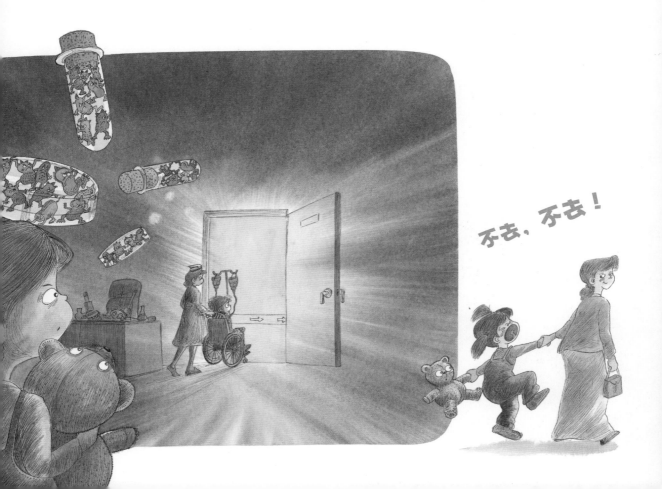

在楼道里，妍妍看到了正在打针的小男孩。
"嘻嘻，打针一点儿也不疼，我早就习惯了。
倒是有时候，睡着了或者看着电视，我会觉得
哪儿突然疼一下，那才是真的疼呢！"
小男孩笑着对妍妍说。
奇怪的是，小男孩说着不
疼，眼里却含满了泪水。

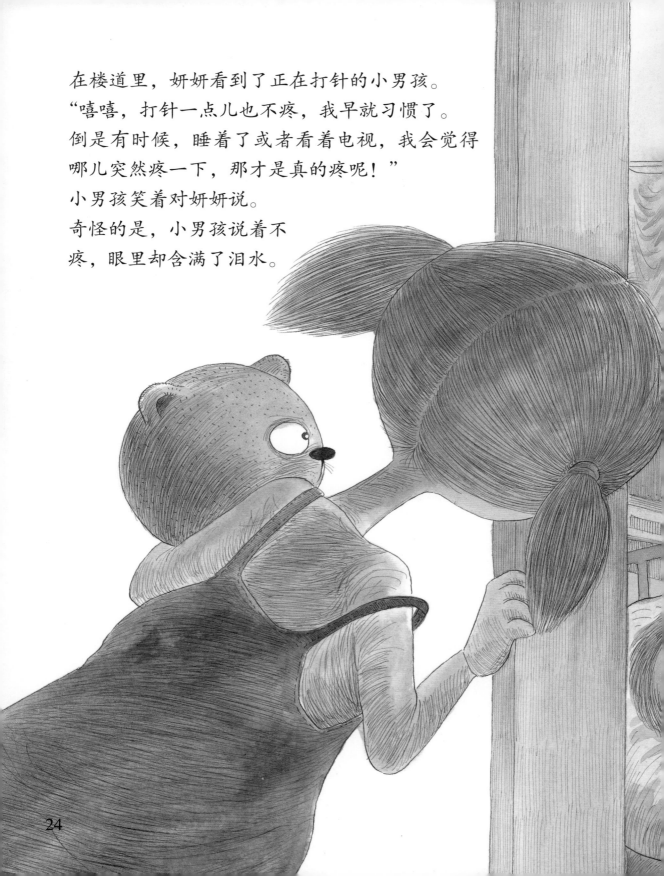

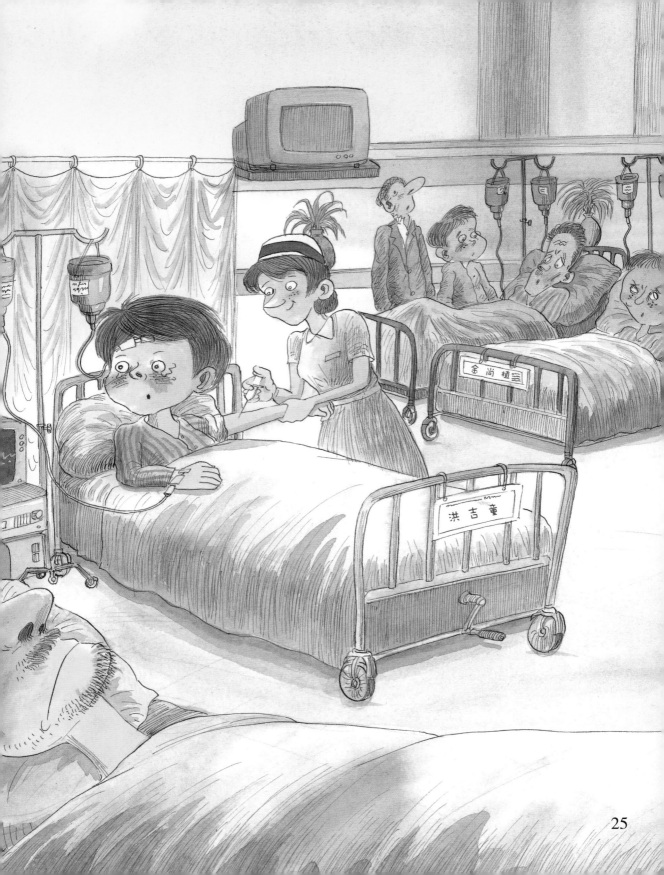

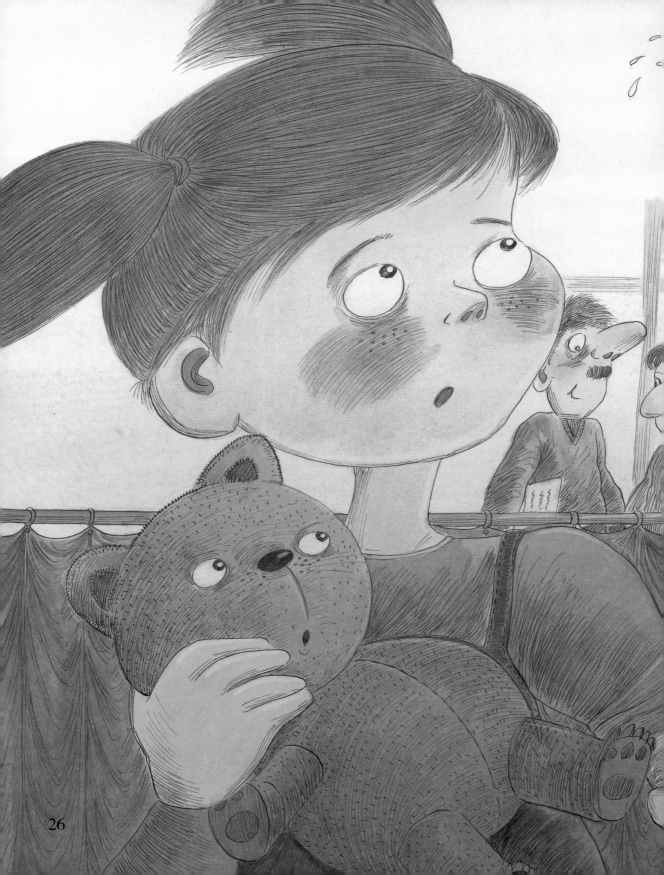

26

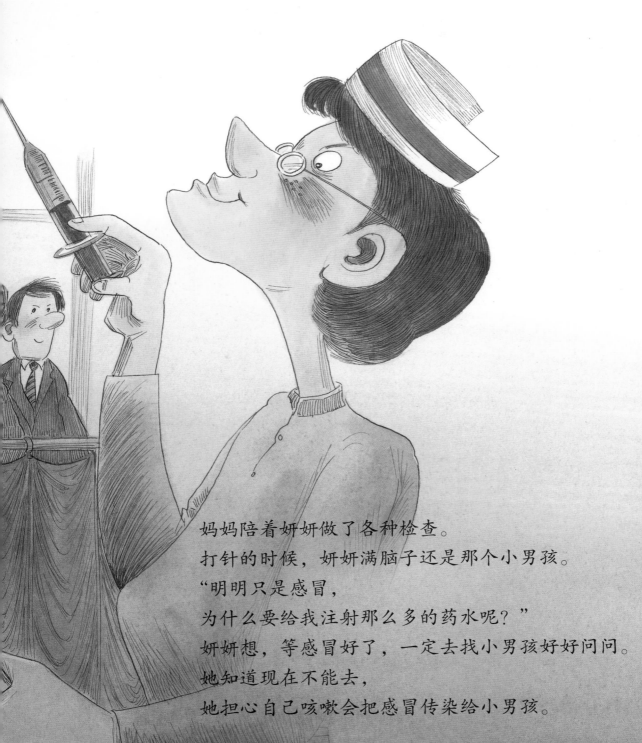

妈妈陪着妍妍做了各种检查。

打针的时候，妍妍满脑子还是那个小男孩。

"明明只是感冒，

为什么要给我注射那么多的药水呢？"

妍妍想，等感冒好了，一定去找小男孩好好问问。

她知道现在不能去，

她担心自己咳嗽会把感冒传染给小男孩。

27

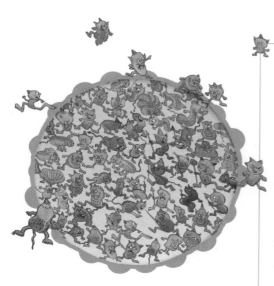

为什么会生病？

　　人人都希望远离疾病，健康地生活，但是人的一生中总会生几次病。那么，什么是"疾病"呢？"疾病"是指人们身体上、精神上的不健康状态。生病的时候会感觉身体不舒服，精神疲倦。疾病的种类很多，引起疾病的原因也多种多样。法国著名的细菌学家巴斯德（1822～1895）认为，生病是由细菌引起的。但实际上，疾病既有细菌引起的，也有不良生活习惯引起的。比如吃太多富含油脂的食物或者过度吸烟会引起肺癌，精神压力过大也会引发疾病。

　　因此，为了保持健康，一定要做到以下四点：第一，均衡饮食；第二，适度运动；第三，充足休息；第四，心态积极。

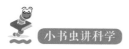

小书虫讲科学

为什么会生病？

▶ **发烧现象**
体温达到36.5℃以上便是发烧。发烧是人体的一种自我保护机能。

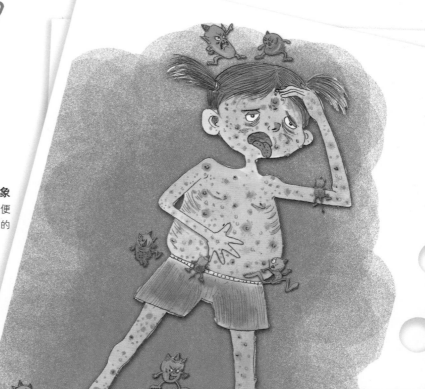

身体的守护神——白细胞

一旦病原菌进入体内，我们的身体就会自动进入警戒状态，即出现免疫反应。进行免疫活动的主力是白细胞。白细胞只有一个细胞核，一旦病菌进入体内，白细胞就会像变形虫一样把病菌包围起来并吃掉。生病的时候往往会发烧，这正是白细胞和病原菌在体内战斗引起的。

如果白细胞战胜了病原菌，我们就会恢复健康。经过这样一场战斗，我们体内产生的抗体会记住这种病原菌。同样的病原菌再次进入人体时，抗体就能轻易地将这些病原菌消灭。注射疫苗就是利用了这一点。

白细胞种类很多，血液中的白细胞有小颗粒状的粒性白细胞和巨噬细胞。淋巴里的白细胞包括 T 细胞和 B 细胞。这种白细胞大约可以存活 6 ～ 11 天。白细胞一旦失去生命力，就会被送往脾脏处理掉，这时骨髓会产生新的白细胞。

▼ **淋巴内的 B 细胞**——负责制造血液内的抗体。B 细胞制造抗体时，有些 T 细胞会帮助 B 细胞，但有些也会抑制 B 细胞。

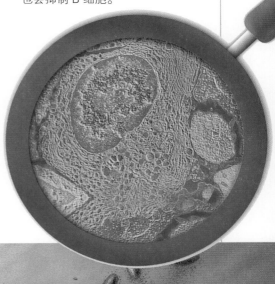

▼ 功能各异的白细胞

一旦血管内出现病原菌，中性白细胞就会集体对它们进行攻击，并把它们一举消灭掉。死后的中性白细胞会变成脓。

中性白细胞

吃掉那些已经死亡的细胞和红血球，保持体内卫生。

病原体

制造抗体并附着在病原体上。

B 细胞

抑制性 T 细胞

直接攻击病原体，使身体出现免疫反应。

抗体

巨噬细胞

病原体

辅助性 T 细胞

协助 B 细胞产生抗体

引发疾病的病毒与细菌

一旦患过某种疾病，体内就会产生相应的抗体，因此就不会再次患上这种病。但是每到换季的时候，很多曾经患过感冒的人还是会感冒，这是什么原因呢？

感冒可以通过空气传染给别人。空气中的感冒病毒通过人的呼吸侵入体内，使人生病。如果患上感冒，体内就会产生相应抗体。但引起感冒的病毒有几十种，而且它们不停地发生变异。变异后的新型感冒病毒侵入体内，人就会出现感冒症状。

身体虚弱的人，即便被病毒轻微感染，其呼吸器官也很容易受到攻击，引发咽喉炎、支气管炎、肺炎等疾病。

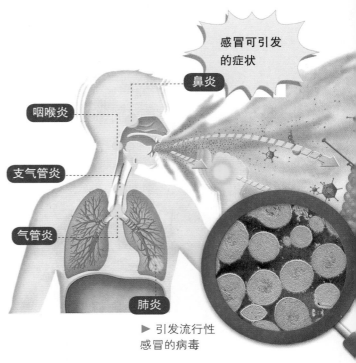

感冒可引发的症状

鼻炎

咽喉炎

支气管炎

气管炎

肺炎

▶ 引发流行性感冒的病毒

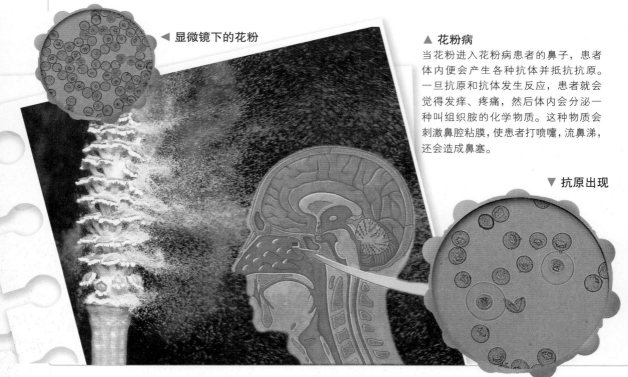

◀ 显微镜下的花粉

▲ 花粉病

当花粉进入花粉病患者的鼻子，患者体内便会产生各种抗体并抵抗抗原。一旦抗原和抗体发生反应，患者就会觉得发痒、疼痛，然后体内会分泌一种叫组织胺的化学物质。这种物质会刺激鼻腔粘膜，使患者打喷嚏，流鼻涕，还会造成鼻塞。

▼ 抗原出现

免疫系统无法免疫的疾病

一旦各种病原菌、寄生虫、霉菌花粉等物质侵入人体，人体就会出现免疫反应并消灭这些有害物质。这时，起主要作用的就是白细胞。

白细胞不仅能够攻击体内非正常的肿瘤或者癌细胞，还能够阻止癌细胞产生。如果将白细胞比喻成人，它就是保卫国家安全的战士。

但白细胞偶尔也会出现异常情况，白血病就是其中的一个例子。白血病是血液中的白细胞异常增多造成的，血液中的白细胞异常增多，会造成贫血严重、伤口极易出血、抵抗力下降等症状。因此，白血病患者极易感染病毒，需要在特别设计的无菌室里接受治疗。

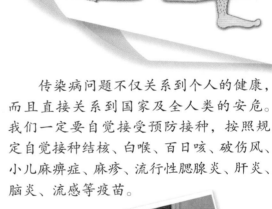

预防接种，防止生病

预防接种是指将疫苗（利用引发疾病的各种病原体制造而成）通过注射或口服的方式送入人体，使人体产生抗体，从而提高抵抗力的一种方法。进行预防接种后，即使感染了传染病，病情也不会很严重。

预防接种不仅能使人远离传染病，还能避免传染病大规模爆发，可以从源头上阻断传染病的传播。

传染病问题不仅关系到个人的健康，而且直接关系到国家及全人类的安危。我们一定要自觉接受预防接种，按照规定自觉接种结核、白喉、百日咳、破伤风、小儿麻痹症、麻疹、流行性腮腺炎、肝炎、脑炎、流感等疫苗。

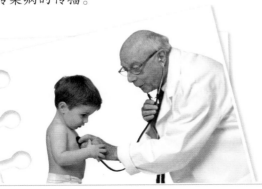

图书在版编目（CIP）数据

我的身体真奇妙．1．人为什么会生病 /（韩）杨胜完文；（韩）金白松绘；金成根译．
—青岛：青岛出版社，2016.2（小书虫爱科学）
ISBN 978-7-5552-2311-5

Ⅰ．①我… Ⅱ．①杨… ②金… ③金… Ⅲ．①人体—儿童读物 Ⅳ．① R32-49

中国版本图书馆 CIP 数据核字 (2016) 第 028083 号

원리친구 과학동화 페이퍼백 40 권
小书虫爱科学系列 40 本
Copyright © 2011 by Xibooks
All rights reserved.
Original Korean edition was published by 2011 by Xibooks
Simplified Chinese Translation Copyright © 2016 by Qingdao Publishing House
Chinese translation rights arranged with 2014 by Xibooks
Through AnyCraft-HUB Corp., Seoul, Korea & Beijing Kareka Consultation Center, Beijing, China.

山东省版权局著作权合同登记号　图字：15-2015-51 号

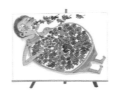

（小书虫爱科学）
我的身体真奇妙·人为什么会生病
文字 /（韩）杨胜完
绘图 /（韩）金白松
译者 / 金成根
出版发行 / 青岛出版社（青岛市海尔路 182 号，266061）
本社网址 / http://www.qdpub.com
邮购电话 / 13335059110　0532-68068026
责任编辑 / 周莉
封面设计 / 智于设计
制版 / 青岛竖仁广告有限公司
印刷 / 青岛双星华信印刷有限公司
出版日期 / 2016 年 7 月第 1 版　2016 年 7 月第 1 次印刷
开本 / 16 开（889mm×1194mm）
印张 / 16
字数 / 160 千
书号 / ISBN 978-7-5552-2311-5
定价 / 104.00 元（全八册）

编校印装质量、盗版监督服务电话　4006532017　0532-68068638
印刷厂服务电话　0532-86828878
本书建议陈列类别：图画书·儿童科普

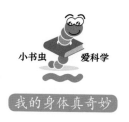

小书虫 爱科学

我的身体真奇妙

人体构成的秘密
（骨骼与肌肉）

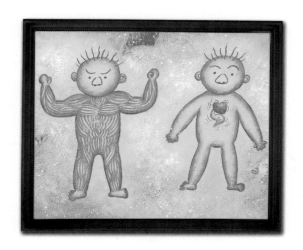

（韩）杨胜完 文｜（韩）赵静希 绘｜田梦轩 译

青岛出版社
QINGDAO PUBLISHING HOUSE

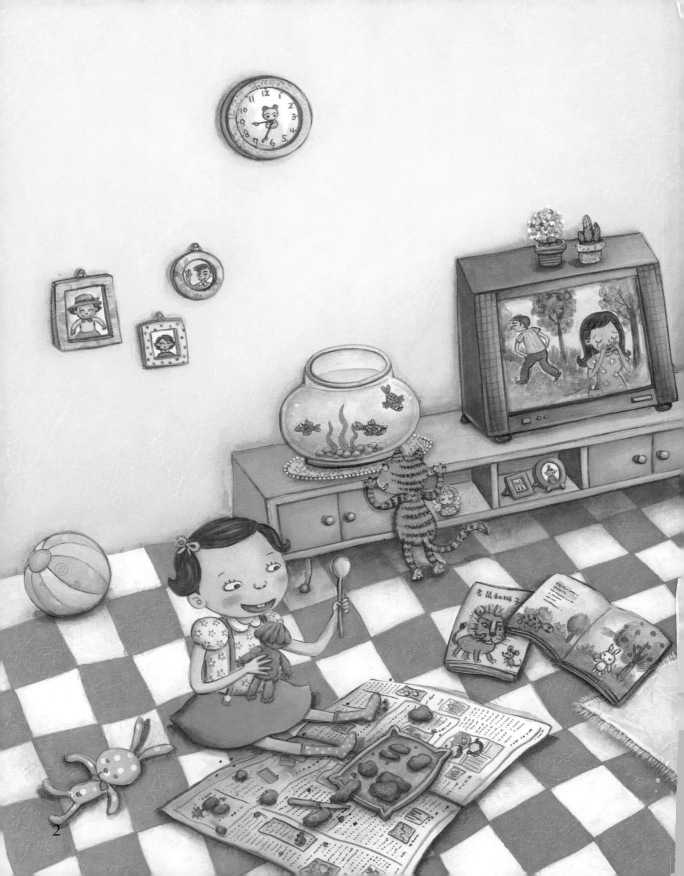

2

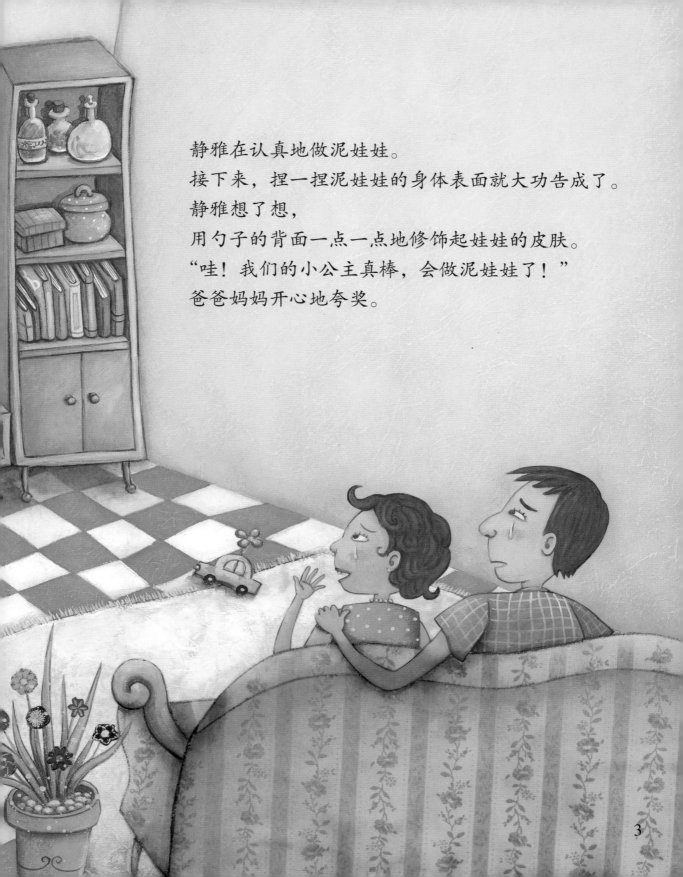

静雅在认真地做泥娃娃。
接下来，捏一捏泥娃娃的身体表面就大功告成了。
静雅想了想，
用勺子的背面一点一点地修饰起娃娃的皮肤。
"哇！我们的小公主真棒，会做泥娃娃了！"
爸爸妈妈开心地夸奖。

3

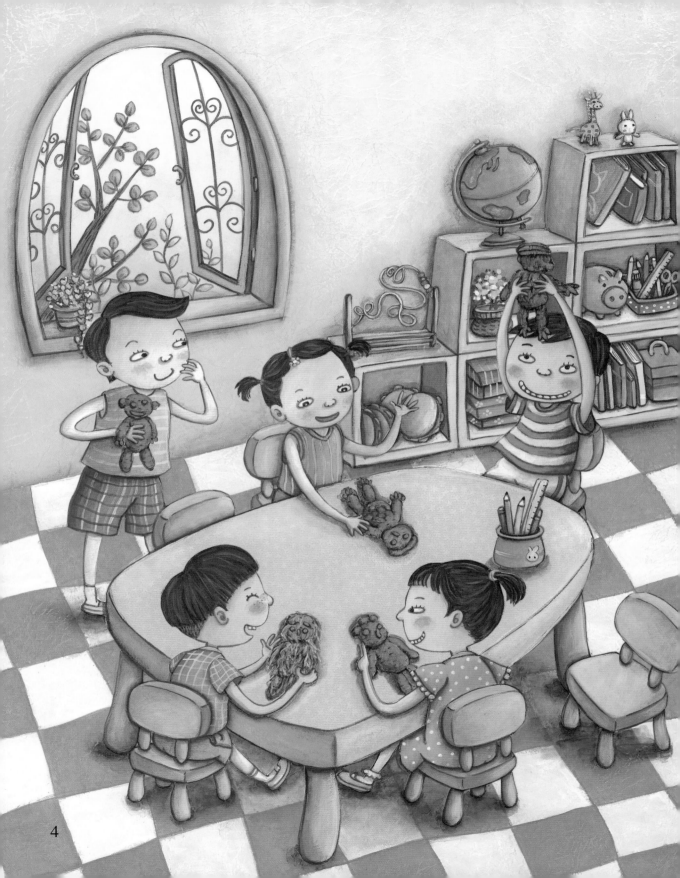

4

第二天，静雅拿着泥娃娃来到幼儿园。
"请大家把泥娃娃都放到桌子上吧！"
听到老师的话，小朋友们都开心地拿出自己的泥娃娃。
原来，昨天老师让每个小朋友模仿人体做一个泥娃娃。
静雅看看伙伴们做的泥娃娃，
发现昌瑞做的泥娃娃手脚歪歪扭扭的，
宝兰做的泥娃娃像一个凹凸不平的丑八怪。
静雅骄傲地把自己做的泥娃娃摆在桌子上，
心想："我的泥娃娃肯定是最棒的！"

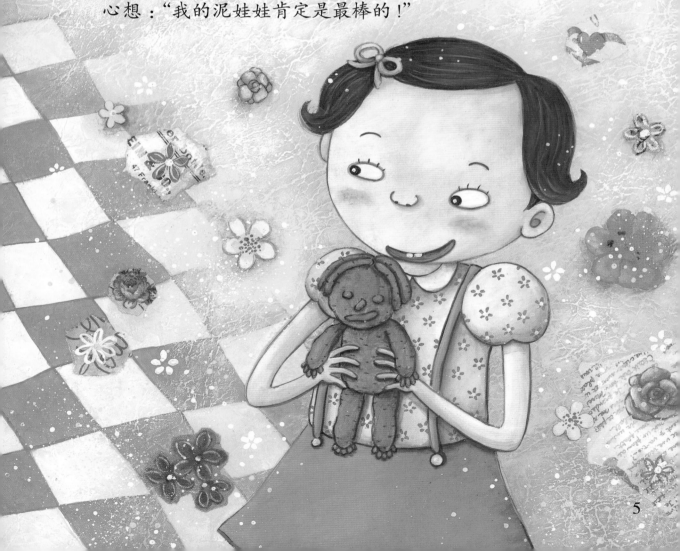

5

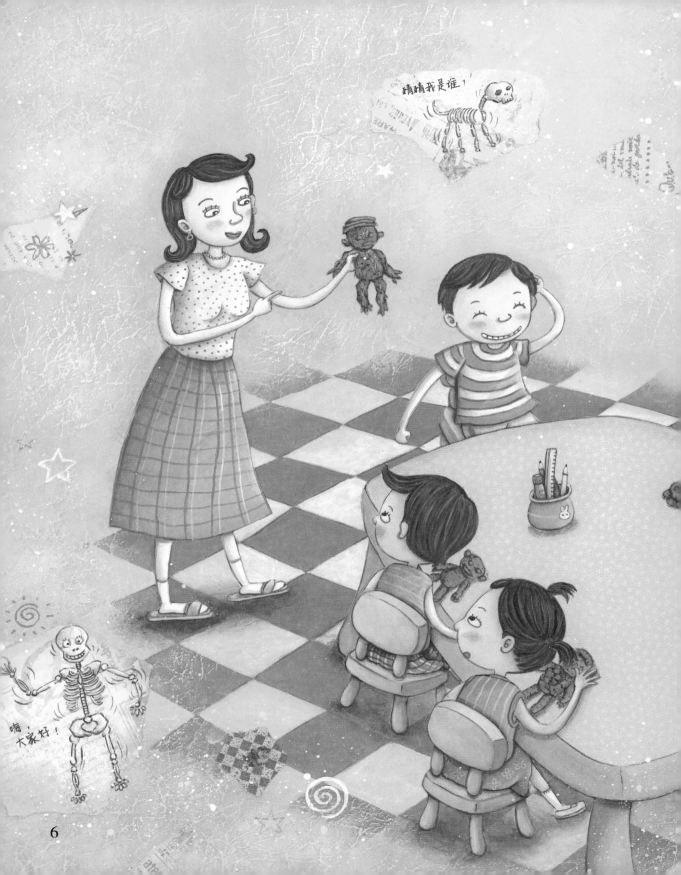

6

"静雅做的泥娃娃真漂亮啊！"
老师摸着静雅的头夸奖。
她又看了看昌瑞做的泥娃娃，说：
"昌瑞给泥娃娃的手脚加了一些骨骼，好特别呀！"
静雅疑惑地问："老师，您是说骨骼吗？"
老师说："是啊，我们每个人的身上都有很多骨骼。
昌瑞就是把这些骨骼加了上去，
所以他的泥娃娃看起来才歪歪扭扭的。"

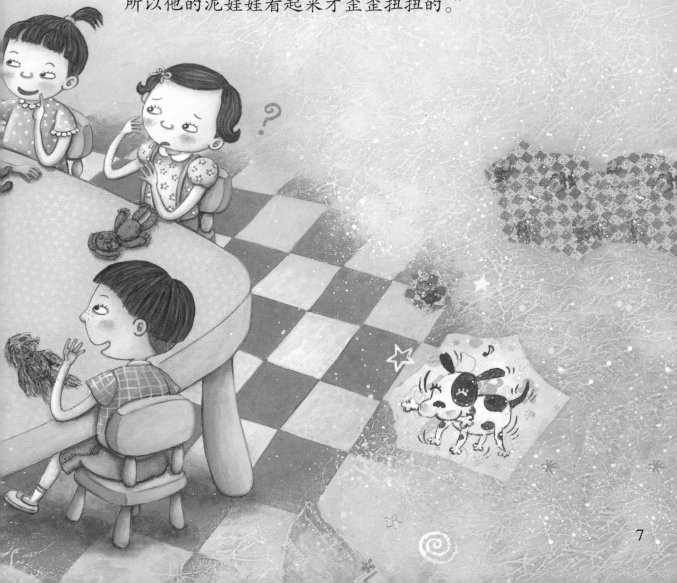

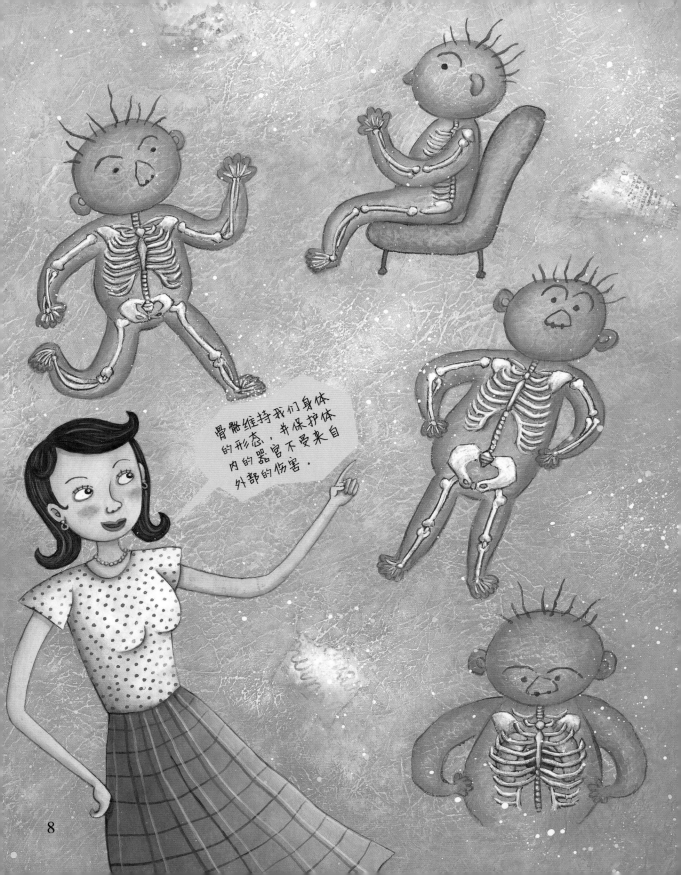

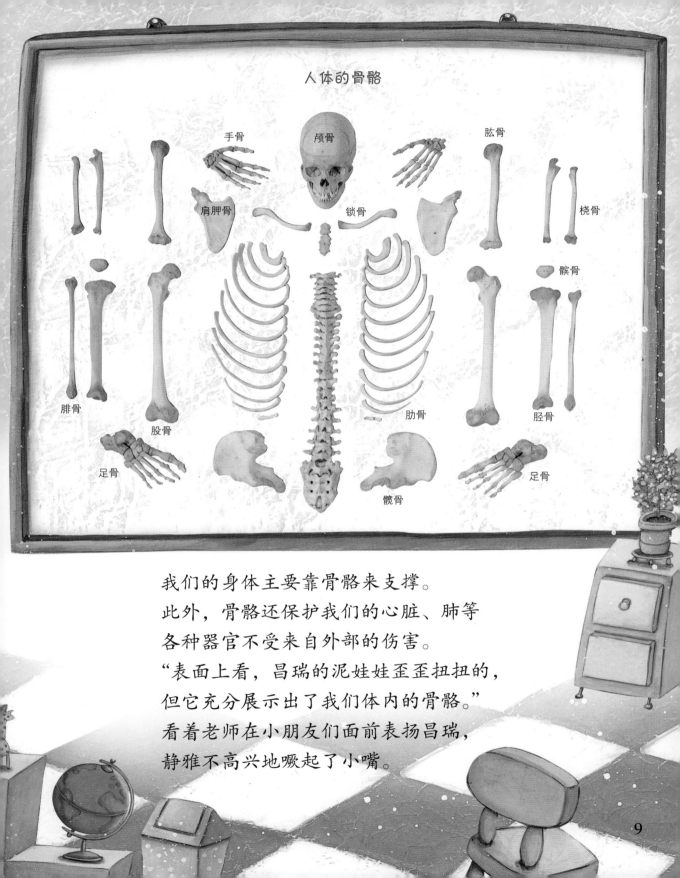

人体的骨骼

手骨　颅骨　肱骨

肩胛骨　锁骨　桡骨

髌骨

腓骨　肋骨　胫骨

股骨

足骨　髋骨　足骨

我们的身体主要靠骨骼来支撑。
此外，骨骼还保护我们的心脏、肺等
各种器官不受来自外部的伤害。
"表面上看，昌瑞的泥娃娃歪歪扭扭的，
但它充分展示出了我们体内的骨骼。"
看着老师在小朋友们面前表扬昌瑞，
静雅不高兴地噘起了小嘴。

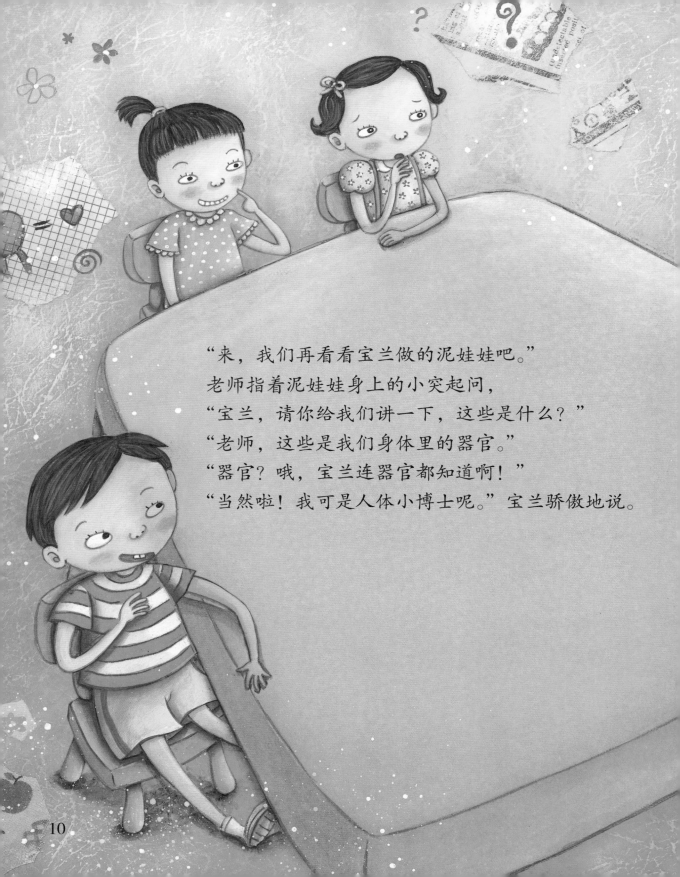

"来，我们再看看宝兰做的泥娃娃吧。"
老师指着泥娃娃身上的小突起问，
"宝兰，请你给我们讲一下，这些是什么？"
"老师，这些是我们身体里的器官。"
"器官？哦，宝兰连器官都知道啊！"
"当然啦！我可是人体小博士呢。"宝兰骄傲地说。

10

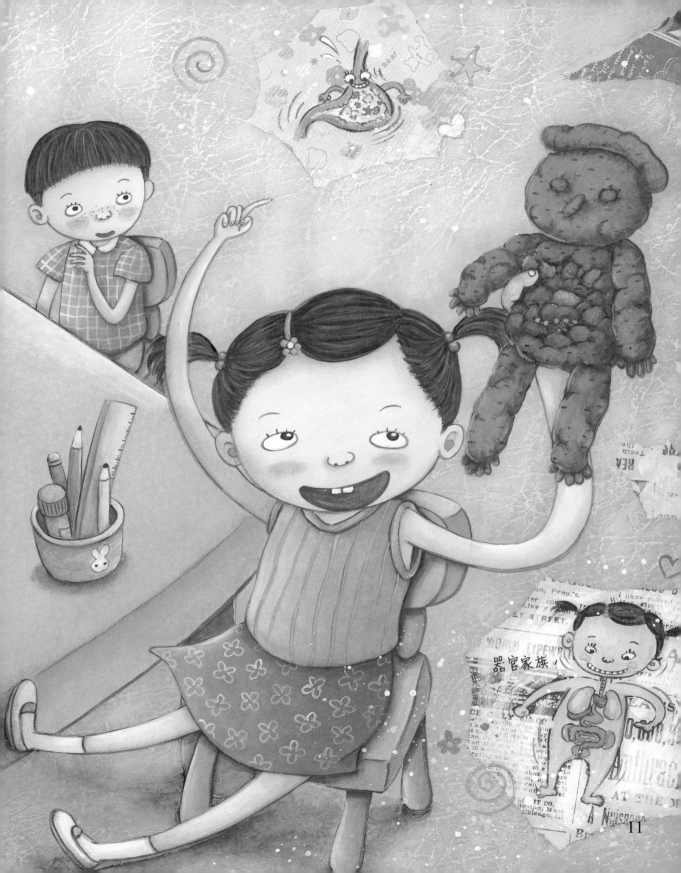

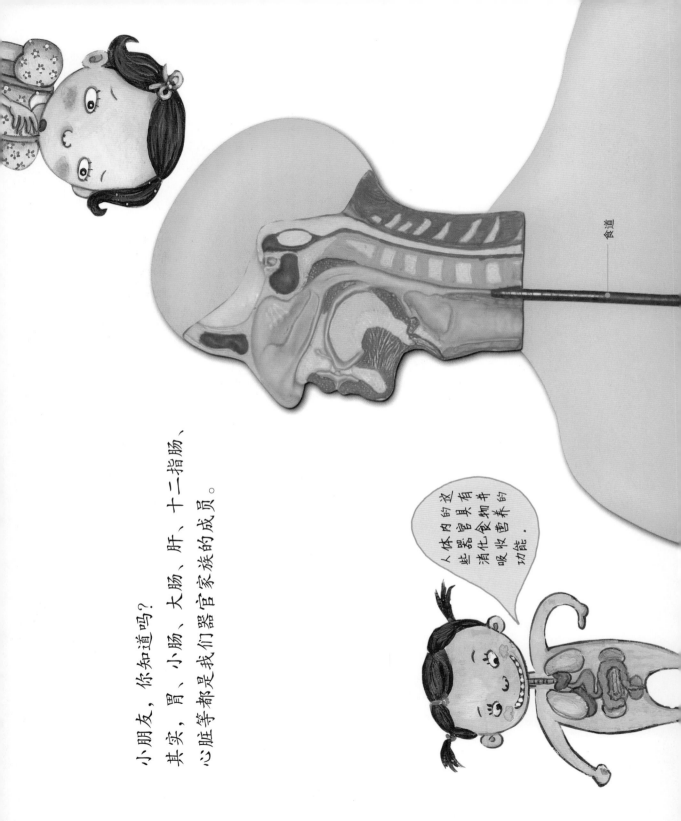

食道

人体内的这些器官具有消化食物并吸收营养的功能。

小朋友，你知道吗？
其实，胃、小肠、大肠、肝、十二指肠、心脏等都是我们器官家族的成员。

12

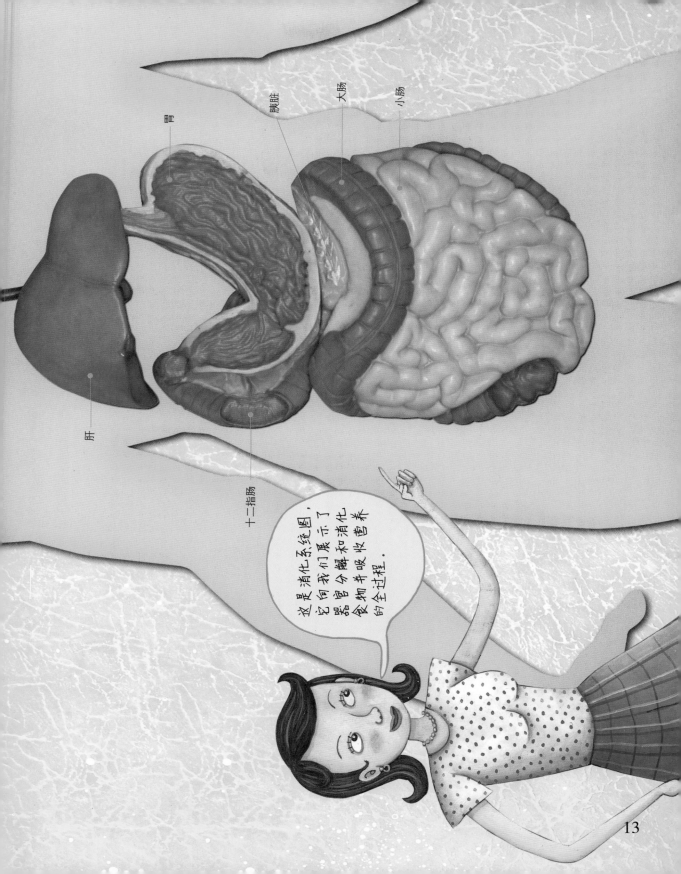

13

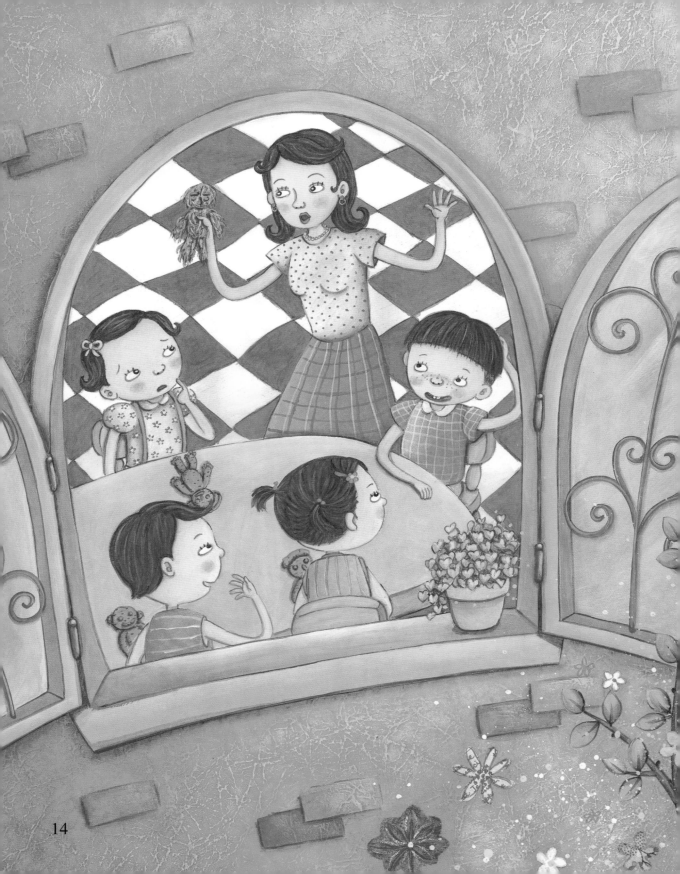

14

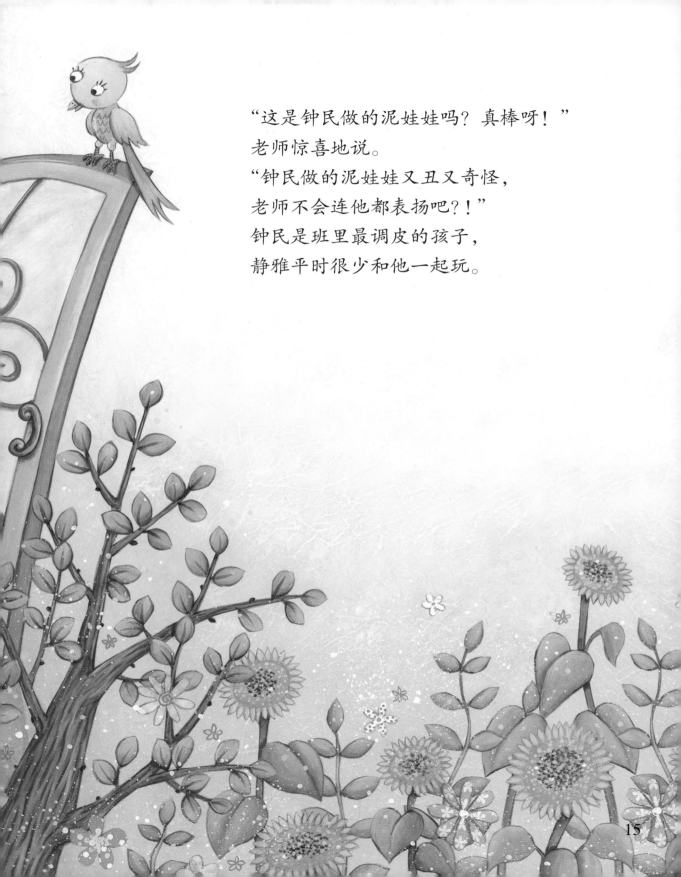

"这是钟民做的泥娃娃吗？真棒呀！"
老师惊喜地说。
"钟民做的泥娃娃又丑又奇怪，
老师不会连他都表扬吧?！"
钟民是班里最调皮的孩子，
静雅平时很少和他一起玩。

15

"今天，任务完成得最好的小朋友就是钟民了，
请大家为钟民鼓掌！"
大家都鼓起掌来。
静雅没有鼓掌，她说："那算什么泥娃娃！
不就是给泥娃娃的身体表面加上了几根线吗？"
"其实，钟民是用线把泥娃娃的肌肉都表现出来了。"
老师解释说。
"肌肉？"静雅有点不懂。

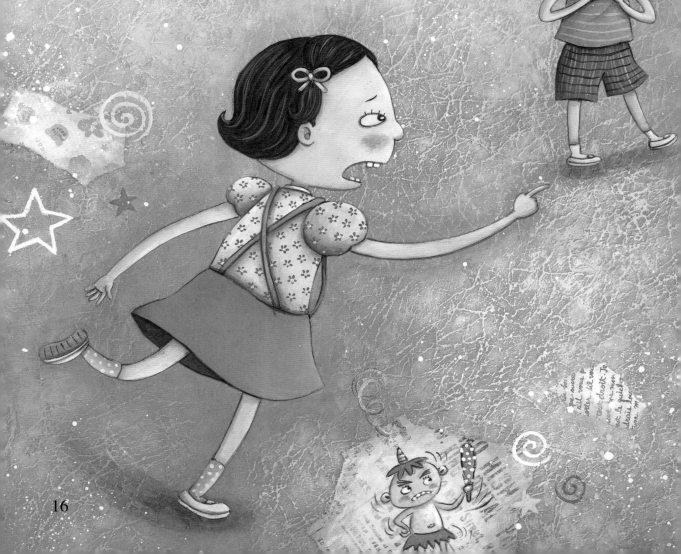

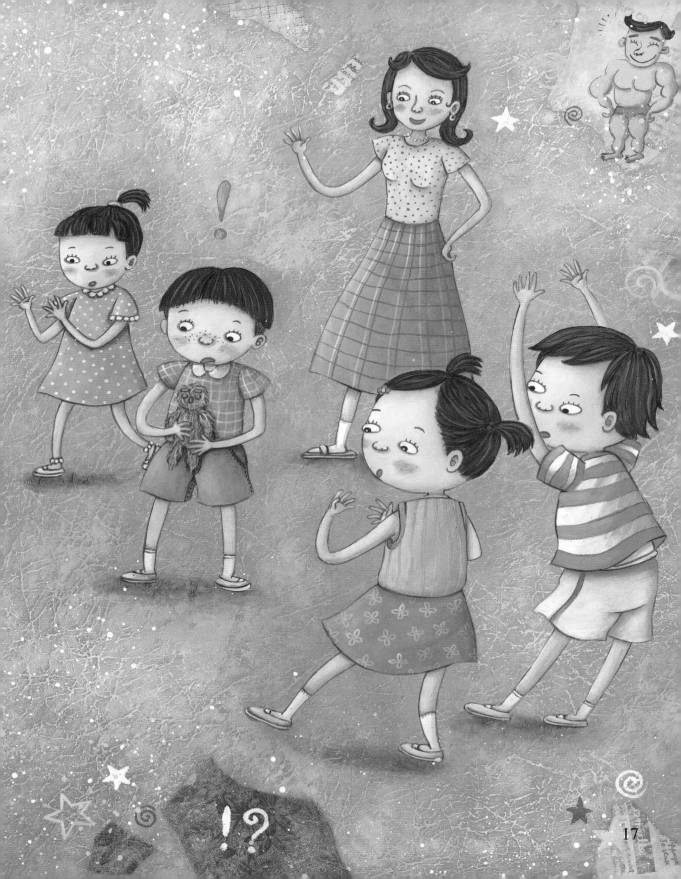

17

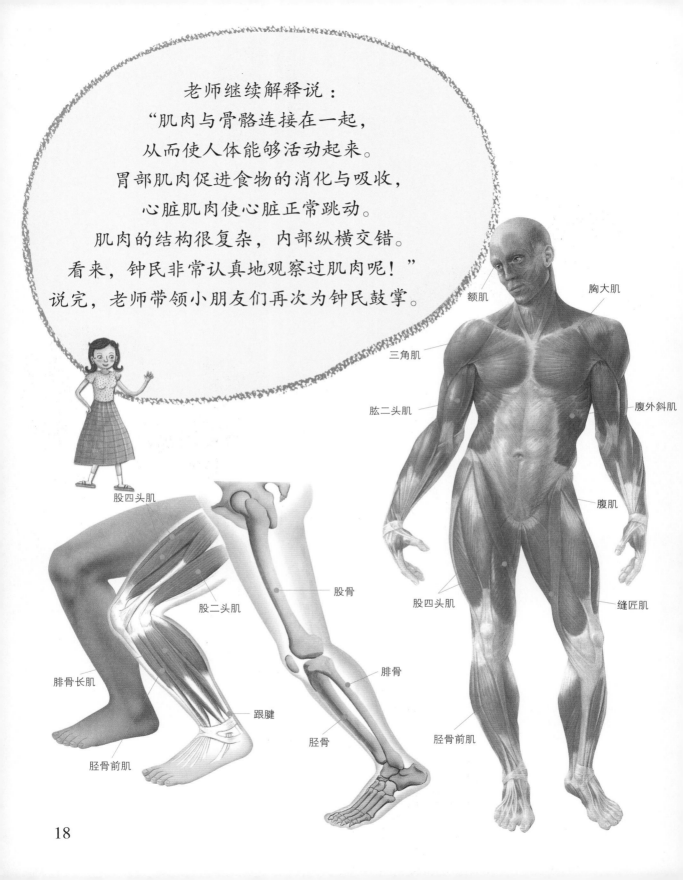

老师继续解释说：
"肌肉与骨骼连接在一起，
从而使人体能够活动起来。
胃部肌肉促进食物的消化与吸收，
心脏肌肉使心脏正常跳动。
肌肉的结构很复杂，内部纵横交错。
看来，钟民非常认真地观察过肌肉呢！"
说完，老师带领小朋友们再次为钟民鼓掌。

额肌

胸大肌

三角肌

肱二头肌

腹外斜肌

腹肌

股四头肌

缝匠肌

股四头肌

股骨

股二头肌

腓骨长肌

腓骨

跟腱

胫骨

胫骨前肌

胫骨前肌

18

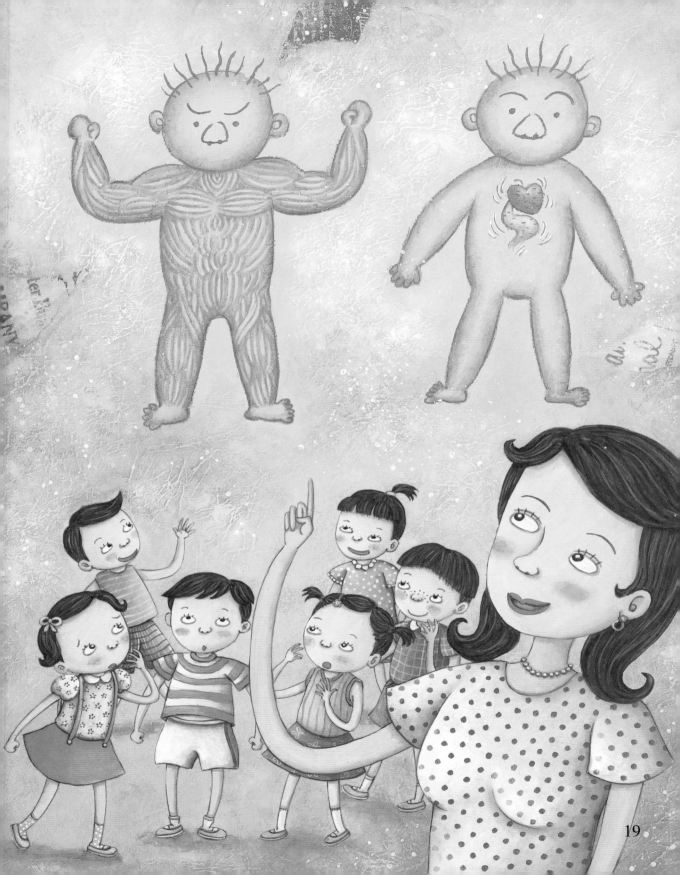

这一次，静雅仍然没有鼓掌，
她还是觉得自己做的泥娃娃最好、最像。
看到老师接二连三地表扬其他小朋友，
静雅觉得很伤心，不由得流下了眼泪。

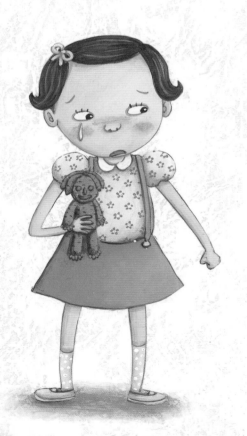
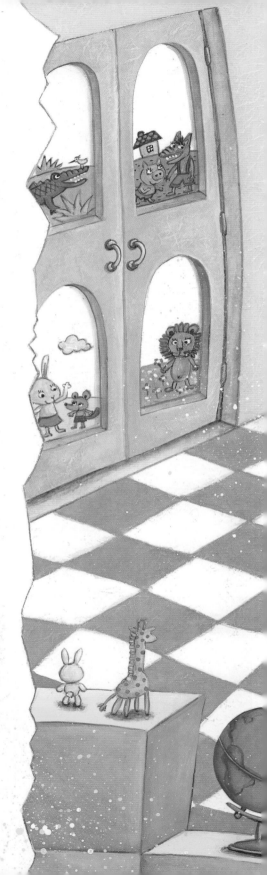

20

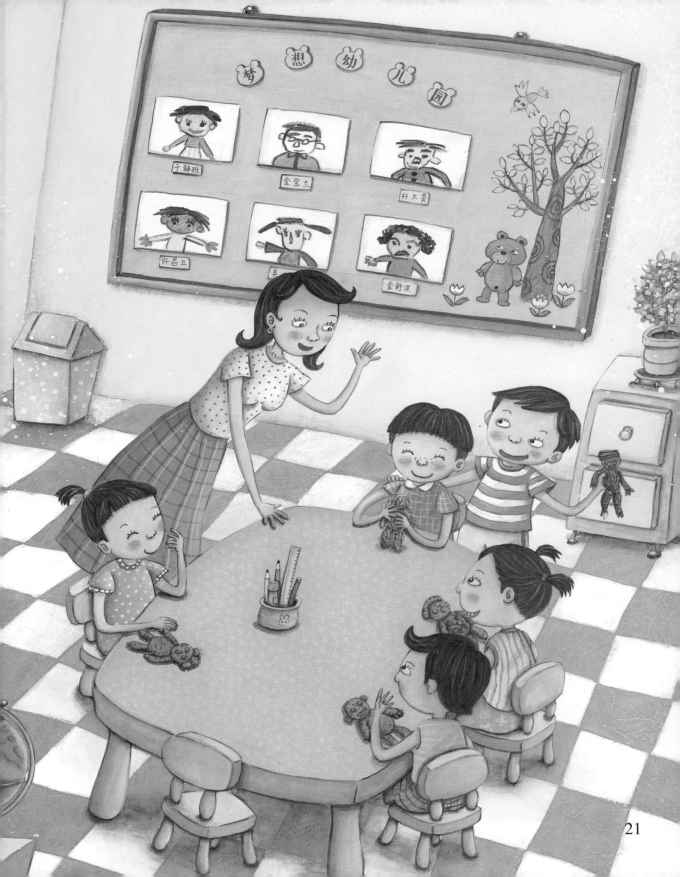

21

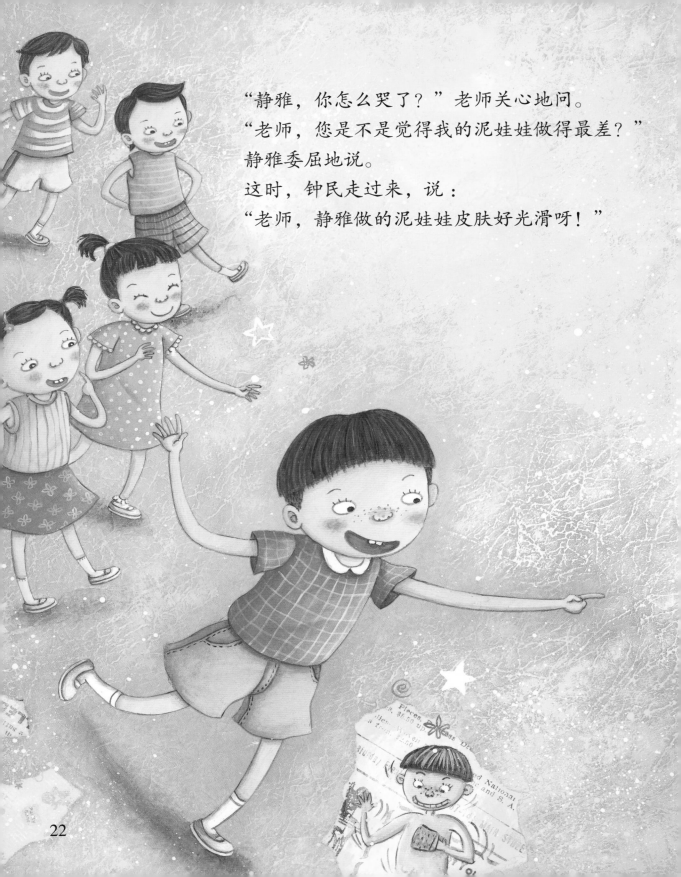

"静雅，你怎么哭了？"老师关心地问。

"老师，您是不是觉得我的泥娃娃做得最差？"静雅委屈地说。

这时，钟民走过来，说：

"老师，静雅做的泥娃娃皮肤好光滑呀！"

22

"是呀，静雅，你的泥娃娃做得很用心哦。"
老师笑着夸奖静雅，
"皮肤有保护身体的作用。
无论冷还是热，我们都会通过皮肤感知。
热的时候，汗水通过皮肤流出，进行散热。"
"老师，为什么欧美人的皮肤颜色和我们不同？"
昌瑞问。
"因为我们皮肤里有种叫黑色素的物质。
黑色素越少，皮肤越白；黑色素越多，皮肤越黑。"
老师亲切地解释。

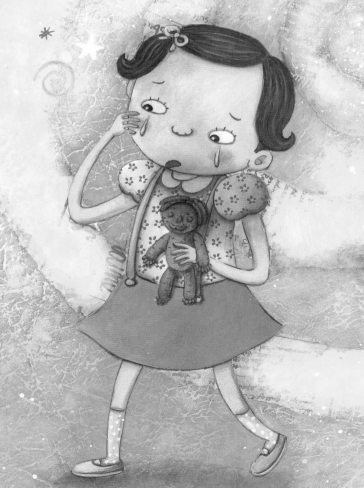

23

紫外线

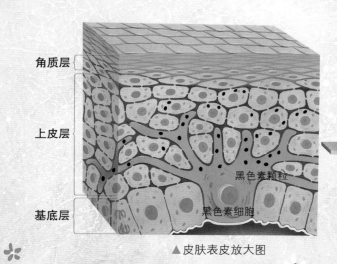

角质层
上皮层
黑色素颗粒
基底层
黑色素细胞

▲ 皮肤表皮放大图

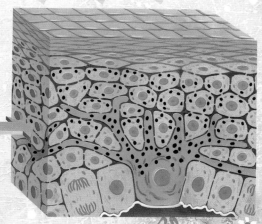

▲ 一旦紫外线进入皮肤表皮，黑色素会增多并使皮肤变黑。

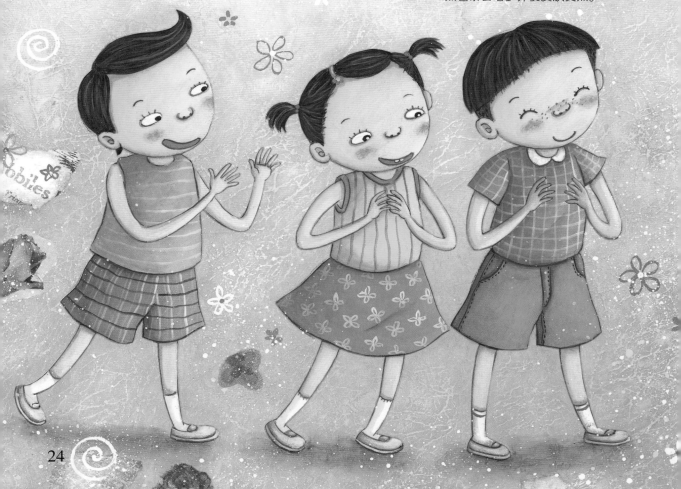

这时，钟民看着静雅的泥娃娃，说：
"静雅的泥娃娃皮肤和我们的一样，都是黄色的！"
老师一边鼓掌一边说：
"大家作业完成得都很好，都很棒！"
小朋友们都好开心，静雅也露出了开心的微笑。

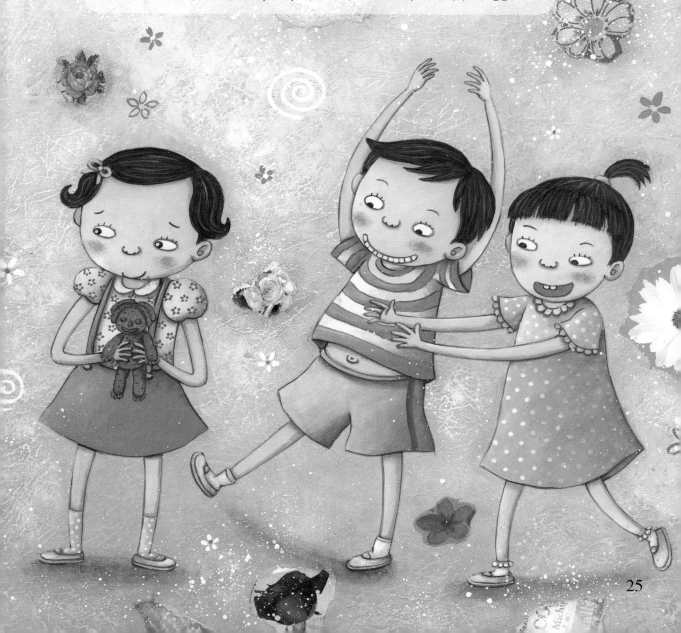

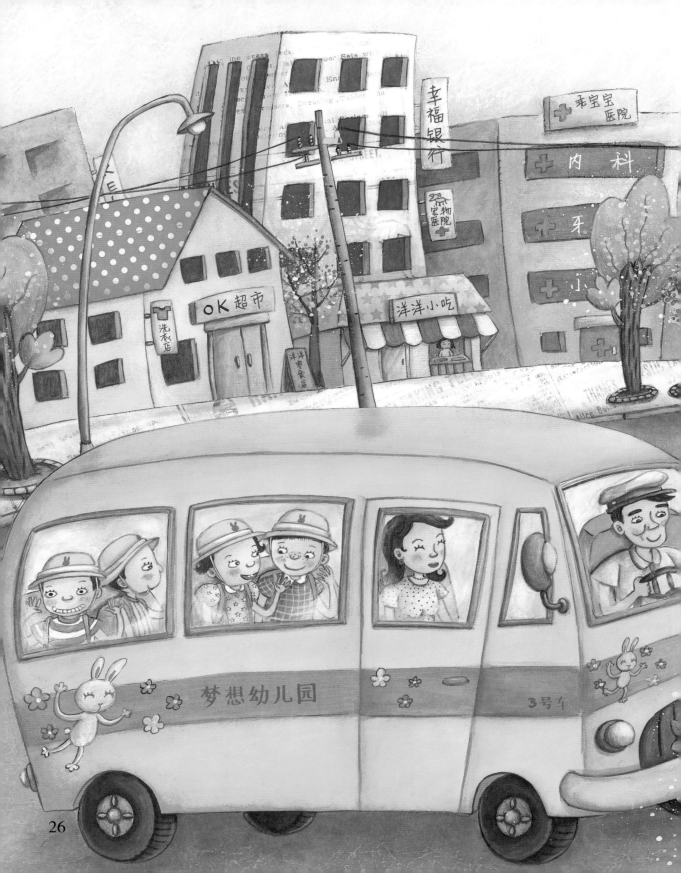

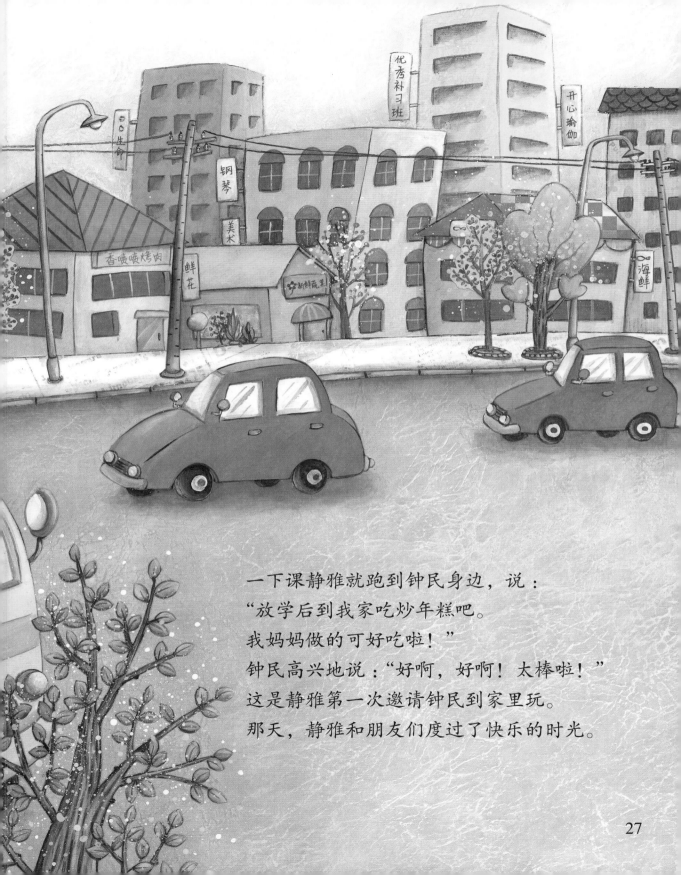

一下课静雅就跑到钟民身边，说：
"放学后到我家吃炒年糕吧。
我妈妈做的可好吃啦！"
钟民高兴地说："好啊，好啊！太棒啦！"
这是静雅第一次邀请钟民到家里玩。
那天，静雅和朋友们度过了快乐的时光。

27

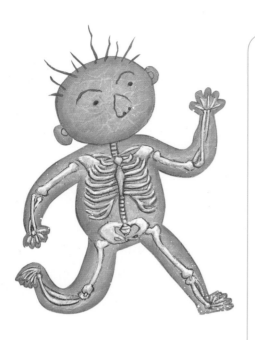

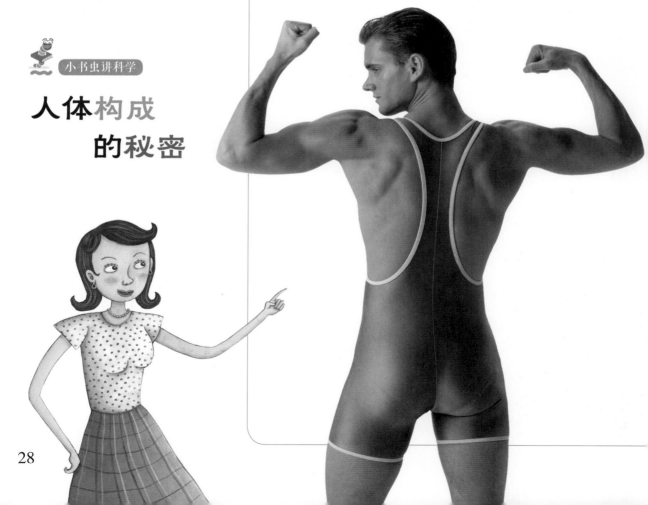

人体的器官家族

我们身体内部的器官时刻不停歇，一直在活动。哪怕是睡觉的时候，器官们依然在勤劳地运转，保证我们身体健康。

那么，你知道我们体内有哪些器官吗？

首先，人体有保障身体运动的运动器官，有帮助呼吸的呼吸器官，还有消化并吸收食物的消化器官，以及繁衍后代的生殖器官。当然，我们也离不开负责感觉和意识的神经器官以及包括眼、耳、鼻在内的感觉器官。此外，人体还有执行分泌功能的内分泌器官。

小书虫讲科学

人体构成
的秘密

支撑人体的骨骼

　　人体由许许多多大小不同的骨骼支撑着。

　　构成人体的骨骼可以分为如下几大部分：起到人体支柱作用的脊柱，颅骨和胸腔，以及上下臂骨。

　　脊柱由 32 ~ 34 块椎骨构成，颅骨由 23 块骨构成（中耳的 3 对听小骨未计入），胸腔则由 12 对肋骨及一根胸骨构成。上臂骨和下臂骨长短不同，有利于行动起来方便自由。

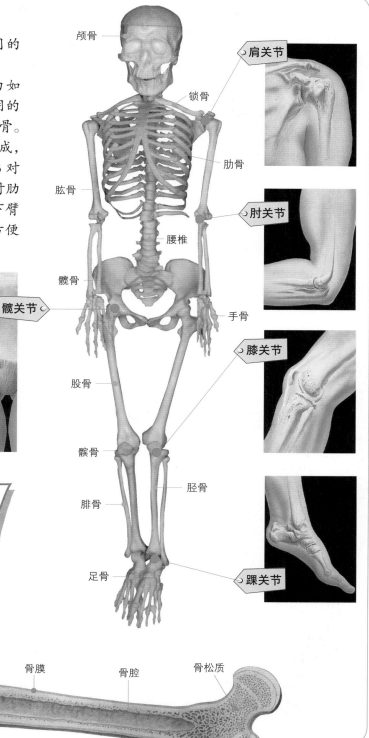

颅骨
肩关节
锁骨
肋骨
肱骨
肘关节
腰椎
髋骨
髋关节
手骨
膝关节
股骨
髌骨
胫骨
腓骨
足骨
踝关节

骨骼的连接

人体的骨骼系统是由软骨、硬骨以及连结骨骼的韧带组成的。

骨骼主要是通过关节连接，但也有一些特殊情况，有的通过一些纤维膜连接（比如颅骨间的连接），还有少数是软骨连接（比如椎间盘）。

软骨
骨密质
骨膜
骨腔
骨松质

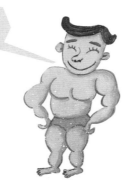

肌肉的种类有骨骼肌（横纹肌）、内脏肌（平滑肌）和心肌。

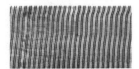

骨骼肌（横纹肌）
附着于骨骼上的肌肉，可随意志收缩。

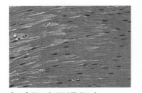

内脏肌（平滑肌）
组织胃、肠等器官的肌肉，不可随意志收缩。

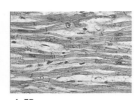

心肌
组织心脏的横纹肌，不可随意志收缩。

人体的运动离不开肌肉

我们身体能够运动、微笑或皱眉，都与肌肉有关。肌肉牵引骨骼，从而使人体运动。

肌肉由骨骼肌、内脏肌和心肌构成：骨骼肌就是附着于骨骼上的肌肉；内脏肌指组织人体内脏的肌肉；心肌则只存在于心脏。骨骼肌可以随人的意志收缩，内脏肌和心肌的收缩则不由意识控制。

肌细胞的形状细长，呈纤维状，通常被称为肌纤维。

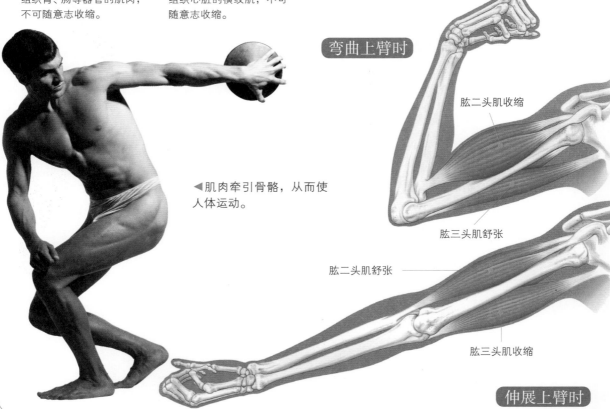

◀肌肉牵引骨骼，从而使人体运动。

弯曲上臂时

肱二头肌收缩

肱三头肌舒张

肱二头肌舒张

肱三头肌收缩

伸展上臂时

人体的器官家族

人体内有许多器官。内脏是指在体腔内，借管道直接或间接与外界相通的器官的总称。内脏被肌肉和骨骼保护着，不容易被外力伤害。

肺是进行气体交换的器官。通过肺，人体吸入氧气并排出二氧化碳。肺还具有协助静脉使血液回流入心脏等功能。

另外，人体有胃、肠、肝、胰脏等与消化功能密不可分的器官。

除此之外，人体还有肾、子宫等重要器官。其中，肾具有排出体内代谢废物的功能；子宫作为女性生殖器官，具有繁衍后代的功能。

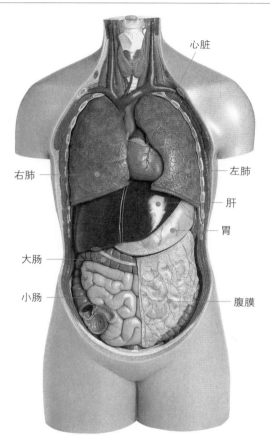

心脏

右肺 —— 左肺
肝
胃
大肠
小肠 —— 腹膜

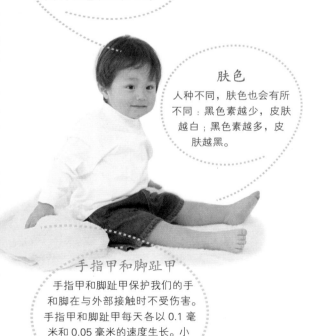

头发
头发是皮肤的附属物，由蛋白质构成。头发可以保护头部不受来自外部的伤害。头发的颜色取决于黑色素的摄入量。

肤色
人种不同，肤色也会有所不同：黑色素越少，皮肤越白；黑色素越多，皮肤越黑。

手指甲和脚趾甲
手指甲和脚趾甲保护我们的手和脚在与外部接触时不受伤害。手指甲和脚趾甲每天各以 0.1 毫米和 0.05 毫米的速度生长。小朋友的手指甲和脚趾甲生长速度比成人要快。

覆盖人体表面的皮肤

皮肤覆盖在我们的身体表面，具有保护身体的作用，还能调节体温。通过皮肤毛细血管的伸缩及汗液分泌的增减，人体就能够适应外界气温的变化。

皮肤由表皮、真皮和皮下组织构成：表皮从真皮和皮下组织吸取营养，并制造细胞；真皮由神经、淋巴管、汗腺和皮脂腺构成；皮下组织则由脂肪细胞组成，能够保存能量，缓和冲击。

表皮不能与空气直接进行气体交换，而是通过血液输送及扩散。表皮外的皮肤颜色由黑色素的摄入量决定。

图书在版编目（CIP）数据

我的身体真奇妙．2．人体构成的秘密 /（韩）杨胜完文；（韩）赵静希绘；田梦轩译．
—青岛：青岛出版社，2016.2（小书虫爱科学）
ISBN 978-7-5552-2311-5

Ⅰ．①我⋯ Ⅱ．①杨⋯ ②赵⋯ ③田⋯ Ⅲ．①人体—儿童读物 Ⅳ．① R32-49

中国版本图书馆 CIP 数据核字 (2016) 第 028075 号

원리친구 과학동화 페이퍼백 40 권
小书虫爱科学系列 40 本
Copyright © 2011 by Xibooks
All rights reserved.
Original Korean edition was published by 2011 by Xibooks
Simplified Chinese Translation Copyright © 2016 by Qingdao Publishing House
Chinese translation rights arranged with 2014 by Xibooks
Through AnyCraft-HUB Corp., Seoul, Korea & Beijing Kareka Consultation Center, Beijing, China.

山东省版权局著作权合同登记号　图字：15-2015-51 号

（小书虫爱科学）
我的身体真奇妙·人体构成的秘密
文字 /（韩）杨胜完
绘图 /（韩）赵静希
译者 / 田梦轩
出版发行 / 青岛出版社（青岛市海尔路 182 号，266061）
本社网址 / http://www.qdpub.com
邮购电话 / 13335059110　0532-68068026
责任编辑 / 周莉
封面设计 / 智于设计
制版 / 青岛竖仁广告有限公司
印刷 / 青岛双星华信印刷有限公司
出版日期 / 2016 年 7 月第 1 版　2016 年 7 月第 1 次印刷
开本 / 16 开（889mm×1194mm）
印张 / 16
字数 / 160 千
书号 / ISBN 978-7-5552-2311-5
定价 / 104.00 元（共八册）

编校印装质量、盗版监督服务电话　4006532017　0532-68068638
印刷厂服务电话　0532-86828878
本书建议陈列类别：图画书·儿童科普